Die häusliche Krankenpflege

Richtlinien, Kontroversen, Perspektiven

von

Nicole Wagner

Tectum Verlag
Marburg 2002

Die Deutsche Bibliothek - CIP-Einheitsaufnahme

Wagner, Nicole:
Die häusliche Krankenpflege.
Richtlinien, Kontroversen, Perspektiven.
/ von Nicole Wagner
- Marburg : Tectum Verlag, 2002
ISBN 978-3-8288-8368-0

© Tectum Verlag

Tectum Verlag
Marburg 2002

Vorwort

Kaum eine Leistung der gesetzlichen Krankenversicherung stand in den letzten Jahren so in der Diskussion wie die häusliche Krankenpflege nach § 37 SGB V. Der Anspruch auf häusliche Krankenpflege umfasst Behandlungspflege sowie gegebenenfalls auch Grundpflege und hauswirtschaftliche Versorgung Die Leistungen der häuslichen Krankenpflege sollen flankierend zur ärztlichen Behandlung die Betreuung der Versicherten in ihrer häuslichen Umgebung sicherstellen. Die im Einzelfall erforderlichen Maßnahmen müssen von einem Vertragsarzt verordnet und sodann durch die Krankenkasse genehmigt werden. Durchgeführt wird die häusliche Krankenpflege in der Regel von ambulanten Pflegediensten, sofern sie durch Verträge mit den Krankenkassen zur Leistungserbringung zugelassen sind.

Die Anwendung des § 37 SGB V gestaltete sich in der Vergangenheit als schwierig. Dies war insbesondere darauf zurückzuführen, dass die Vorschrift offen lässt, welche Maßnahmen im Einzelnen zur Behandlungspflege, Grundpflege oder hauswirtschaftlichen Versorgung gehören. Die Krankenkassen wendeten die Vorschrift überwiegend restriktiv an. Zudem wichen die Verträge zwischen den Krankenkassen und den Pflegediensten zur inhaltlichen Festlegung und Abgrenzung der einzelnen Maßnahmen voneinander ab, so dass sich hinsichtlich des Anspruchs auf häusliche Krankenpflege regionale Unterschiede ergaben. In zahlreichen Gerichtsentscheidungen bis hin zum Bundessozialgericht sind die Krankenkassen verurteilt worden, die Kosten für Maßnahmen der häuslichen Krankenpflege zu übernehmen, nachdem sie die beantragten Leistungen zunächst abgelehnt hatten.

Am 14. Mai 2000 sind die vom Bundesausschuss der Ärzte und Krankenkassen beschlossenen Richtlinien über die Verordnung von häuslicher Krankenpflege in Kraft getreten. Die Richtlinien regeln die Verordnung häuslicher Krankenpflege, deren Dauer und deren Genehmigung durch die Krankenhassen sowie die Zusammenarbeit der Vertragsärzte mit den die häusliche Krankenpflege durchführenden ambulanten Pflegediensten. Wesenlicher Bestandteil der Richtlinien ist das Verzeichnis verordnungsfähiger Maßnahmen. Damit werden erstmals bundesweit verbindliche Vorgaben für die Verordnungspraxis der niedergelassenen Ärzte zur häuslichen Krankenpflege festgelegt.

Die Richtlinien zur häuslichen Krankenpflege stehen im Mittelpunkt des vorliegenden Werkes, das während des Sommersemesters 2001 an der Fachhochschule Frankfurt am Main als Diplomarbeit im Studiengang Pflege verfasst wurde. Detailliert wird auf die sich durch die Richtlinien ergebenden Neuerungen im Leistungsrecht der häuslichen Krankenpflege eingegangen. Hervorzuheben ist dabei die gelungene Gegenüberstellung der im Hessischen Rahmenvertrag aufgeführten Leistungen einerseits und den in den Richtlinien enthaltenen Leistungen andererseits. Die Verfasserin verdeutlicht, dass die Richtlinien zwar zu mehr Rechtssicherheit beitragen, aber noch nicht alle Problemne im Bereich der häuslichen Krankenpflege ausräumen.

Das vorliegende Werk kann helfen, dass Patienten ihnen zustehende Ansprüche auf Leistungen der häuslichen Krankenpflege realisieren. Darüber hinaus kann es auch den mit der Ausführung von Leistungen der häuslichen Krankenpflege betrauten ambulanten Pflegediensten empfohlen werden

Prof. Dr. jur. Helmut Schellhorn
Fachhochschule Frankfurt am Main
Fachbereich Pflege und Gesundheit

Inhaltsverzeichnis

Abkürzungsverzeichnis

Abb.	Abbildung
Abs.	Absatz
Art.	Artikel
BGHZ	Entscheidungen des Bundesgerichtshofs in Zivilsachen
BMV	Bundesmantelverträge
BSG	Bundessozialgericht
BSGE	Bundessozialgerichtsentscheidungen
BWL	Betriebswirtschaftslehre
etc.	et cetera
ff	und folgende Seiten
GG	Grundgesetz
GKV	gesetzliche Krankenversicherung
i.m.	intramuskulär
LAG	Landesarbeitsgemeinschaft der privaten ambulanten Pflegeverbände in Hessen
LPK	Lehr- und Praxiskommentar
LSG	Landessozialgericht
MDK	Medizinischer Dienst der Krankenkassen
Med.R	Medizinrecht
NOG	Neuordnungsgesetz
Nr.	Nummer
NZS	Neue Zeitschrift für Sozialrecht
o.J.	ohne Jahr
OLG	Oberlandesgericht
OPAC	Online Public Access Catalogue
PEG	Perkutane endoskopische Gastrostomie
RL	Richtlinien
Rz.	Randziffer eines Gesetzeskommentars
s.c.	subkutan
SG	Sozialgericht
SGB V	Fünftes Sozialgesetzbuch
SGB XI	Elftes Sozialgesetzbuch
SGB	Sozialgesetzbuch
vgl.	vergleiche
VSSR	Vierteljahreszeitschrift für Sozialrecht
VWL	Volkswirtschaftslehre
z.B.	zum Beispiel

Abbildungsverzeichnis

1 Einleitung

„Chaos herrscht zur Zeit in der häuslichen Krankenpflege. Auslöser sind die Richtlinien zur Verordnung Häuslicher Krankenpflege. (...) Sachbearbeiter der Krankenkassen zeigen sich wenig flexibel im Übergang vom alten zum neuen System und üben sich in Ablehnungen. (...)" (*Neumann* 2000, S.1)

Diese und ähnliche Bemerkungen über die seit Mai 2000 geltenden Richtlinien der häuslichen Krankenpflege sind in zahlreichen Zeitungs- und Zeitschriftenartikeln zu lesen. In der jüngsten Zeit hat wohl kaum ein Thema im ambulanten Sektor für mehr Diskussionsstoff gesorgt.

Kritische Stimmen mahnen, dass mit den Richtlinien der häuslichen Krankenpflege der Grundsatz „stationär vor ambulant" (*Schindeler, Abholz* 2000, S. 40) in der Praxis Einzug halten könnte. Versicherte, die bisher in der häuslichen Umgebung versorgt werden konnten, müssten nun einen stationären Aufenthalt fürchten, da Leistungen der häuslichen Versorgung gestrichen worden seien.

Ebenso müssen die Anbieter der häuslichen Krankenpflege, die Pflegedienste, um ihre Existenz fürchten.

„Sie (die Krankenkassen) *nehmen (...) die Richtlinien zum Anlass, bestehende Verträge zu unterlaufen. Klar sei (...), dass die Krankenkassen schlicht weniger zahlen wollen."* (*Carekonkret* 2000, S. 6)

Vor diesem Hintergrund stellt sich nun die Frage, welche Änderungen und Konflikte im Leistungsbereich der gesetzlichen Krankenversicherung (GKV) mit den Richtlinien tatsächlich einhergehen. Ebenso wichtig ist die Frage der Umsetzung der Richtlinien aller Beteiligten (Krankenkassen, ambulante Pflegedienste, Ärzte[1]).

Am Beispiel einer Untersuchung, die 1994 im Auftrag des Hessischen Ministeriums für Jugend, Familie und Gesundheit erstellt worden ist, lässt sich

---

[1] Um die Lesbarkeit des Textes zu erhöhen, wird immer nur die männliche oder weibliche Form der jeweiligen Personengruppe ausgewiesen.

ein steigender Bedarf an häuslicher Versorgung durch ambulante sozial-pflegerische Dienste erkennen. In Hessen waren demnach 1990 etwa drei Viertel der Pflegbedürftigen (ca. 133.000 Menschen) 65 Jahre oder älter. In einer Modellrechung wird für den Zeitraum 2000 bis 2010 ein Anstieg dieses Personenkreises um 21 Prozent angenommen (vgl. *Priester* 1994, S. 22). Damit einhergehend besteht auch ein höherer Bedarf an ambulanten Pflegdiensten, um die Versicherten ausreichend versorgen zu können.

Die Anbieter erbringen sowohl Pflegeleistungen im Rahmen des SGB XI als auch Bereich des SGB V. Man kann durchaus vom zweiten Standbein der Pflegedienste sprechen, welche durch Leistungen der GKV ihre Finanzierung sichern. Aus diesem Grund haben die Änderungen, die durch die Richtlinien der häuslichen Krankenpflege erfolgt sind, einen direkten Einfluss auf die Krankenpflege im ambulanten Bereich.

Ziel dieser Arbeit ist es darzustellen, welche Veränderungen diese Richtlinien mit sich gebracht haben und bringen bzw. welche Konsequenzen die Änderungen haben können. Denn bei genauerer Betrachtung ergeben sich Folgen aus diesen Richtlinien, die in der Praxis Konflikte hervorrufen. Aber auch in der Zeit vor Inkrafttreten der Richtlinien der häuslichen Krankenpflege sind Probleme und Kontroversen insbesondere zwischen Krankenkassen und Pflegediensten bezüglich des Leistungsbereiches der GKV aufgekommen. Durch eine Gegenüberstellung der beiden Situationen, der Konflikte vor den Inkrafttreten der Richtlinien sowie der unter Anwendung von diesen, sollen die Gemeinsamkeiten und Veränderungen in der Praxis aufgezeigt werden. Für die Pflege ergibt sich die Relevanz dieser Fragestellung besonders aus diesem Dissens.

Hier ist auch die Motivation für die Bearbeitung gerade dieser Fragestellung zu finden. Die Tatsache, dass die Parteien (Leistungserbringer – Kostenträger) die Ursache der Konflikte auf der jeweils anderen Seite suchen, lässt den Versuch einer objektiven Darstellung der Situation in der Regel offen. Insbesondere die Meinung, dass von Seiten der Krankenkassen eine nicht durchschaubare Willkür im Umgang mit verordneten Leistungen der häuslichen Krankenpflege vorherrscht, war Ausgangspunkt dieser Fragestellung.

In dieser Arbeit werden insbesondere einige rechtliche Aspekte der Richtlinien der häuslichen Krankenpflege aufgegriffen. Ebenso wird der Umgang der Beteiligten mit den Richtlinien dargestellt und kritisch beleuchtet. Dabei musste auch die Praxis vor Einführung der Richtlinien einbezogen werden, um die Veränderungen und die andauernden Konflikte verdeutlichen zu können. Hierbei wird nur auf die Situation des Zusammenspieles zwischen Krankenkassen, ambulanten Diensten, Ärzten sowie den Versicherten eingegangen. Kontroversen im ambulanten Bereich mit anderen Kostenträgern (insbesondere dem Sozialhilfeträger) finden jedoch keine Erwähnung.

1.1 Wahl der Methode

Als Methode zur Bearbeitung der Fragestellung bietet sich zunächst die Literatur- und Dokumentenanalyse an. Zur Darstellung der für die Arbeit bedeutsamen rechtlichen Aspekte werden neben den Richtlinien der häuslichen Krankenpflege die Vorgaben in Gesetzen, Rechtsverordnungen, Verträge und Kommentaren herangezogen.

Aufgrund der Aktualität des Themas ist die Literatur vor allem in aktuelleren Zeitschriften und Zeitungen sowie in Stellungnahmen und Pressemitteilungen zu finden. An nicht veröffentlichte Materialien gelangte ich durch ein Praktikum, das ich vom 10.5.2000 bis 7.7.2000 bei einer Krankenkasse in Hessen absolvierte, sowie durch Anfragen bei Verbänden ambulanter Dienste.

Die Literaturrecherche umfasst die Hessischen Bibliotheken, deren Bestände im OPAC System erfasst sind. Durch die Vorortrecherche in den Bibliotheken der Fachhochschule Frankfurt/M., der Stadt- und Universitätsbibliothek Frankfurt/M., der Bibliothek des juristischen Seminars Frankfurt/M., der Fachbereichsbibliothek Wirtschaftswissenschaften der Universität Frankfurt sowie der Deutschen Bibliothek konnten zusätzlich die dort vorhandenen Datenbanken einbezogen werden. Dabei wurde insbesondere in den CD Datenbanken Juris (hier insbesondere Juris Sozialrecht), WISO 1 (BWL), WISO 2 (VWL), WISO 3 (Sozialwissenschaften), Medline und CareLit recherchiert.

Als ein weiteres Medium der Literatursuche liegt dieser Arbeit das Internet zu Grunde. Über diverse Suchmaschinen, Links sowie Online Datenbanken war der Zugriff auf die Websites zahlreicher Verbände und sonstiger Institutionen möglich. Diese stellen insbesondere aktuelle Informationen immer häufiger über das Medium Internet zur Verfügung.

Die Recherche in den verschiedenen Bereichen erfolgte zunächst mittels Eingabe von Schlag- und Stichwörtern. Die wichtigsten Suchbegriffe waren dabei: Richtlinie(n), Richtlinie häusliche Krankenpflege, Krankenversicherung, gesetzliche Krankenversicherung, ambulante Dienste, ambulante Pflege, Sozialstation(en), Grund- und Behandlungspflege, Wirtschaftlichkeit, Controlling, Kosten- und Leistungsrechnung, Kostenfunktion, Kommentar SGB V. Durch die Aktualität der Fragestellung war die Suche mit Hilfe der Schlagworte nicht in dem erhofften Umfang erfolgreich. Aus diesem Grund wurde die Suchmethode auf die des „Schneeballsystems" erweitert. Auf diese Weise ist ein Großteil der Literatur dieser Arbeit erschlossen wurden.

Um die Situation in der Praxis darzustellen bietet sich die Erhebung von Daten mittels Stichproben an. Als Datenquellen dienen in dieser Arbeit Verordnungen über Leistungen der häuslichen Krankenpflege gemäß § 37 SGB V. Eine Gegenüberstellung von Verordnungen aus dem Zeitraum unmittelbar vor dem Inkrafttreten der Richtlinien der häuslichen Krankenpflege (Juli 1999 bis März 2000) und Verordnungen unter Anwendung dieser (Juli 2000 bis Dezember 2000) soll die Veränderungen und Gemeinsamkeiten verdeutlichen.

1.2 Zum Aufbau der Arbeit

Im zweiten Kapitel der Arbeit wird zunächst auf Richtlinien im Allgemeinen und im Speziellen auf die der häuslichen Krankenpflege eingegangen. Hierbei wird deren Rechtsverbindlichkeit und rechtlicher Rahmen erläutert.

Im dritten Kapitel werden zum einen die Inhalte der Richtlinien der häuslichen Krankenpflege dargestellt. Zum anderen werden die Veränderungen im Vergleich zur Situation der ambulanten Versorgung vor diesen Richtlinien aufgezeigt. Daraus werden die Folgen der Richtlinien für die ambulante Pflege sichtbar. Auf eine dieser Problematiken wird an dieser Stelle näher eingegangen. Es handelt sich um die Finanzierung und Wirtschaft-lichkeit von ambulanten Einrichtungen. Dabei soll verdeutlicht werden, dass die Richtlinien einen direkten Einfluss auf die Pflegedienste haben und die Dimension der möglichen Folgen und Kontroversen größer ist als auf den ersten Blick erkennbar.

Im dritten Teil der Arbeit wird mittels einer Stichprobenerhebung der Um-gang der Praxis ambulanter Versorgung mit Leistungen gemäß § 37 SGB verdeutlicht. Hier stellt insbesondere der Vergleich der beiden unterschied-lichen Zeiträume die jeweils vorgefundenen Situationen dar und zeigt ver-änderte und vorhandene Problembereiche auf. Die zentralen Kontroversen in den Untersuchungsergebnisse werden unter rechtlichen Gesichtspunkten beleuchtet und hinterfragt.

Im abschließenden Kapitel werden die wichtigsten Resultate der Arbeit aufgegriffen, und zwar unter dem Gesichtspunkt der Veränderungen, die durch die Richtlinien der häuslichen Krankenpflege erfolgt sind und die Handhabung der Richtlinien durch die Beteiligten. Dabei werden die mit den Richtlinien verbundenen Kontroversen aufgezeigt und diskutiert. Es soll schließlich versucht werden, mit einer kurzen Darstellung der momen-tanen Verhandlungssituation zwischen den Krankenkassen und Verbänden ambulanter Dienste in Hessen einen Einblick in die Realität zu geben; dies soll Ausgangspunkt für einen Ausblick in die Zukunft der ambulanten Ver-sorgung sein.

2 Richtlinien zur häuslichen Krankenpflege – ihre Entstehung und Verbindlichkeit

Für die Fragestellung ist es zunächst wichtig, die Herkunft und den rechtlichen Rahmen von Richtlinien zu kennen. Dieser soll im folgenden Teil dargestellt werden.

Im SGB V ist die häusliche Krankenpflege als eine Leistung der GKV festgeschrieben (vgl. § 37 SGB V). Im Falle einer behandlungsbedürftigen Erkrankung tritt der Versicherungsfall für diese Leistung ein, die neben der Behandlung durch den Arzt ein Teil der medizinischen Behandlung ist. Sie wird in der Regel in der häuslichen Umgebung des Versicherten von staatlich geprüften Pflegekräften erbracht (vgl. *Dörbandt* 2000, S. 13).

Die häusliche Krankenpflege zählt zu den genehmigungspflichtigen Leistungen. Dies bedeutet, dass der behandelnde Arzt eine Verordnung über die notwendige Leistung ausstellen muss, ferner dass diese der Krankenkasse zunächst vorgelegt wird und durch diese zu bewilligen bzw. gegebenenfalls abzulehnen ist.

Mit dem 2. NOG vom 1. Juli 1997 wurde für die häusliche Krankenpflege das sogenannte Partnerschaftsmodell festgelegt. Dieses Modell beruht auf zwei Grundaussagen:

1. Der Bundesausschuss der Ärzte und Krankenkassen beschließt gemäß § 92 Abs. 1 Nr. 6 (in Verbindung mit Abs. 7) SGB V die zur Sicherung der ärztlichen Versorgung erforderlichen Richtlinien über die Verordnung von häuslicher Krankenpflege.

2. Daneben sollen die Spitzenverbände der Krankenkassen gemeinsam und einheitlich gemäß § 132a SGB V mit den Spitzenverbänden der Pflegedienste Rahmenempfehlungen zur Sicherung der Qualität und Wirtschaftlichkeit der Leistungserbringer ausarbeiten.

Durch Anhörungsmöglichkeiten der jeweils nicht beteiligten Leistungserbringer soll eine Verbindung aller Beteiligter hergestellt werden (*Vogel* o.J., Internetseite vom 31.5.2000). Mit dem Erlass der Richtlinien zur häuslichen Krankenpflege durch den Bundesausschuss wurde nun erstmals eine der Grundsäulen umgesetzt.

Im folgenden Teil soll der Frage nachgegangen werden, was Richtlinien im juristischen Sinne sind und welche rechtliche Verbindlichkeit damit verbunden ist. Weiterhin möchte ich darstellen, wie und durch welche Institutionen Richtlinien zustande kommen und welche Diskussionen in Bezug auf die Richtlinien der häuslichen Krankenpflege schon im Vorfeld aufgekommen sind.

2.1 Allgemeine Abgrenzung von Richtlinien

Der Bundesausschuss der Ärzte und Krankenkassen ist mit dem Erlass von Richtlinien durch § 92 SGB V betraut (vgl. § 92 SGB V). Darin werden ebenfalls weitere Bereiche aufgezählt, für die Richtlinien erlassen werden sollen. Derzeit ist eine Regelung für elf Bereiche der ärztlichen Versorgung vorgesehen, wobei es sich nicht um einen abgeschlossenen Katalog handelt (vgl. *Kötter* in: LPK SGB V § 92 Rz. 19). Anzumerken ist an dieser Stelle, dass es sich um eine „Soll-Vorschrift" im SGB V handelt und nicht um eine absolut bindende. Der Bundesausschuss kann ihr nachkommen, ist aber nicht dazu verpflichtet (vgl. § 92 Abs. 2 Satz 2 und *Kötter* in: LPK SGB V § 92 Rz. 19).

2.1.1 Erläuterung des Begriffes „Richtlinie"

Das Herkunftswörterbuch erläutert den Begriff der „Richtschnur". Dieser wird seit dem 16. Jahrhundert im übertragenen Sinne auch mit der Bedeutung von „Grundsatz" verwendet (*Duden* 1963, S. 569). Der Begriff der Richtlinie ist hier explizit nicht zu finden.

Tilch (1992a) bezeichnet Richtlinien als einen allgemeinen Grundsatz oder eine Anweisung für ein bestimmtes Verhalten. Im Bezug auf das Verfassungsrecht bestimmt der Bundeskanzler die Richtlinien der Politik und im Verwaltungsrecht erlässt eine vorgesetzte Behörde vielfach Richtlinien für das einheitliche Verhalten der nachgeordneten Behörden (vgl. *Tilch 1992a*, S. 154). Zu einer ähnlichen Definition kommt *Gabler's* Wirtschaftslexikon. Dieses schreibt unter dem Begriff Richtlinie:

„Richtlinien sind Verwaltungsanordnungen, die von einer übergeord-
neten Behörde kraft deren Organisations- und Geschäftsleitungsge-
walt erlassen werden. Sie binden die nachgeordneten (...) Behörden,
sind aber keine für alle Bürger verbindlichen Rechtsnormen.(...). "
(Gabler 1997, S. 3276)

Weiterhin weist *Gabler* auf die Ziele von Richtlinien hin. Ziel sei es durch Richtlinien eine einheitliche Anwendung des Rechtes durch die Verwaltung und somit die Einhaltung des Grundsatzes der Gleichbehandlung zu erreichen (vgl. *Gabler* 1997, S. 3276).

Eine ähnliche Bedeutung des Begriffes Richtlinie beschreibt *Maurer* (1994). Er merkt an, dass die Verwendung des Begriffes Verwaltungsvorschrift in der Praxis in verschiedensten Bezeichnungen auftritt: Verwaltungsvorschriften, Richtlinie, Rundverfügung, innerdienstliche Weisung u.a.. Diese Begriffe meinen den gleichen Umstand und sind generell-abstrakte Anordnungen einer Behörde an eine nachgeordnete Behörde. Möglich ist auch eine Anordnung eines Vorgesetzten an einen ihm unterstellten Verwaltungsbediensteten. Die Richtlinien (Verwaltungsvorschriften etc.) fundieren in der Weisungskompetenz der vorgesetzten Instanz, die als eine Einzelweisung oder aber in einer generellen Weisung (einer Verwaltungsvorschrift, Richtlinie etc.) vorgegeben werden können (vgl. *Maurer* 1994, S. 556).

Ein weiterer Ansatzpunkt der Definition des Begriffes ist im Lexikon „Medizin, Ethik, Recht" zu finden. Danach regeln berufsständische Richtlinien *„die ärztliche Kunst unter der Berücksichtigung des gesicherten Standes medizinisch-wissenschaftlicher Erkenntnisse. " (Eser, Lutterotti, Sporken* 1989, S. 946) Berufsständische Richtlinien werden vom ärztlichen Berufsstand selbst an die sich ständig ändernden wissenschaftlichen Erkenntnisse angepasst und sind somit flexibler als staatliche Rechtsnormen. Im Vergleich zu dem vom Arzt abgelegtem Gelöbnis (Hypokratischer Eid – hier werden die ethischen Anforderungen ärztlichen Handelns beschrieben) definieren die berufsständischen Richtlinien entweder den medizinischen Standard mit der Folge möglicher Haftungsansprüche des Arztes bei Nichteinhaltung oder sie legen Grenzen des ärztlichen Handelns fest. Eine Überschreitung führt zu Sanktionen (vgl. *Eser, Lutterotti, Sporken* 1989, S. 946).

Des Weiteren sollen Richtlinien dem Schutz der Patienten vor nicht gesicherten, fragwürdigen Eingriffen dienen, indem die Standards der Medizin hier festgehalten werden und damit ärztliches Handeln gemessen werden kann (*Eser, Lutterotti, Sporken* 1989, S. 943).

Es lässt sich also aus diesen Definitionen und Erklärungen als eine Gemeinsamkeit der Nutzen für den „Endverbraucher" Patient erkennen. Einerseits soll durch Richtlinien eine einheitliche Behandlung von Leistungsberechtigten durch die ausführenden Behörden sichergestellt werden, andererseits soll der Patient vor nichterforschtem medizinischem Wissen geschützt werden. Für den Anwender der Richtlinie soll für die Praxis eine Vorgabe erstellt werden, die bei Nichtbeachten und Einhaltung zu Konsequenzen führen kann.

Ein weiteres Merkmal der Richtlinie ist die Vorgabe von zu regelnden Inhalten eines bestimmten Bereiches durch eine übergeordneten Dienststelle. Diese muss der anwendenden Behörden/Organen auch Weisungsberechtigt sein (vgl. *Gabler1997, Tilch 1992a und Maurer 1994*).

2.1.2 Differenzierung zwischen Gesetz und Richtlinie

Betrachtet man die Definitionen von Gesetz und Richtlinien, ergeben sich Unterschiede in deren Bedeutsamkeit. Eine Definition des Wortes Gesetz besagt:

> *„Unter einem Gesetz versteht man allgemein eine abstrakte-generelle Anordnung für menschliches Verhalten, eine in einem förmlichen Verfahren festgelegte allgemeine und verbindliche Rechtsnorm."*
> *(Katz 1996, S. 4)*

Gesetze regeln alle wesentlichen Bereiche des Lebens in einer staatlichen Gemeinschaft (*Pappenheim, Baltes* 1996, S. 90). Es ist als wichtigstes Herrschaftsmittel des Staates anzusehen und bedarf laut Grundgesetz in Deutschland eines vorgeschriebenen förmlichen Verfahrens. Im Sinne der demokratischen Gewaltenteilung durchläuft jede Gesetzesinitiative einen bestimmen Kreislauf aus Vorlagen, Lesungen und Abstimmungsverfahren in den Organen der Legislative. Die Legislative liegt in der Hand von gewählten Repräsentanten (vgl. *Fisch* 1991, S. 140).

Der Begriff des Gesetzes kann nach dem Gesetz im formellen und dem Gesetz im materiellen Sinne unterschieden werden. Gesetze im formellen Sinn sind demnach:

- rechtliche Regelungen, die durch Gesetzgebungsorgane gemäß dem in der Verfassung vorgegebenen Gesetzgebungsverfahren ergehen und ordnungsgemäß ausgefertigt sowie verkündet werden. Der Inhalt bleibt dabei ungeachtet. Da diese Gesetze von demokratisch legitimierten Gesetzgebern erlassen werden, genießen sie eine besondere Autorität (vgl. *Katz* 1996, S. 4).

Gesetz im materiellen Sinne sind:

- alle, von einer staatlichen Autorität gesetzten Anordnungen (Rechtssätze), die allgemein verbindliche, generelle und abstrakte Regelungen mit Außenwirkung enthalten (Rechtsnormen). Darunter fallen z.B. auch Rechtsverordnungen, Satzungen und Gewohnheitsrecht (vgl. *Katz* 1996, S. 4).

Eine Veröffentlichung in sogenannten Verkündigungsblättern wie z.B. dem Bundesgesetzesblatt, Amtsblatt usw. geht dem Inkrafttreten von Gesetzen voraus.

Die bundesstaatliche Rangordnung folgt der Überordnung des Bundesrechtes gegenüber dem Landesrecht. Die Rangordnung der Gesetze verläuft folgendermaßen: Verfassung – Grundgesetz – Gesetz – Verordnung – Satzungen usw. (vgl. *Katz* 1996, S. 5).

Untergeordnete Rechtsquellen dürfen nach der Normpyramide inhaltlich und formell nicht gegen höherrangiges Recht verstoßen (vgl. u.a. Papenheim/Baltes 1996, S. 85).

Tilch (1992b) zählt die Verwaltungsvorschriften (also Richtlinien) eindeutig nicht zu Gesetzen im materiellen Sinne, da sie nur Anweisungen an die nachgeordnete Behörde enthalten. Es kann sich auch nicht um Gesetze im formellen Sinne handeln, da hier ein dafür zuständiges Gesetzgebungsorgan fehlt (vgl. *Tilch* 1992b, S. 193).

Ebenso sind nach Auffassung von *Schimmelpfeng-Schütte* (1999) die Richtlinien des Bundesausschusses weder zu den förmlichen Gesetzen oder Rechtsverordnungen noch zu dem Begriff der Satzungen o.ä. zuzuordnen. Sie stellen für die Autorin eine neue Form der Rechtssetzungsformen dar (vgl. *Schimmelpfleng-Schütte* 1999, S. 535). Der entscheidende Punkt ist hier die Tatsache, dass die Richtlinien vom Bundesausschuss beschlossen werden. Bei diesem handelt es sich nicht um einen Gesetzgeber der Legislative. Aus diesem Grund kann diese Art der Richtlinien zunächst keinem der oben beschriebenen Rechtsverordnungsbereiche eindeutig zugeordnet werden. Der Forderung, dass der Erlass von Richtlinien im einem vorrangigen Gesetz Erwähnung finden muss, wird durch den § 92 SGB V nachgekommen. Da der Bundesausschuss jedoch kein übergeordnetes Organ, sondern ein Selbstverwaltungsorgan der Ärzte und Krankenkassen ist, gelten die Richtlinien nur innerhalb dieser beiden Organisationsstrukturen im Sinne einer Verwaltungsrichtlinie.

Clemens (1996) ordnet die Richtlinien den untergesetzlichen Regelungstypen zu, die im Niveau unterhalb von Rechtsverordnungen anzusiedeln sind, da die Bedingungen für eine Rechtsverordnung nicht erfüllt werden. Der Normcharakter der Richtlinien kann seiner Meinung nach aber nicht mit der Begründung abgelehnt werden, dass sie nicht im traditionellen Katalog Verfassung/Gesetz/Rechtsverordnung/Satzung einzuordnen sind. Im Grundgesetz finden sich vielmehr auch keine Hinweise auf den Normtyp der Satzung, dennoch werden diese in der Rechtssprechung und Rechtslehre akzeptiert. Ebenso verhält es sich mit dem Gewohnheitsrecht, dem ein normativer Charakter zuerkannt wird. *Clemens* kommt zu dem Ergebnis, dass es durchaus überlegenswert ist, weitere Normtypen der klassischen Rechtssetzungsform hinzuzufügen (vgl. *Clemens* 1996, S. 433).

2.1.3 Der Zweck von Richtlinien

Der Zweck von Richtlinien wird schon mit der oben beschriebenen Definition des Lexikons für „Medizin, Ethik und Recht" deutlich. Hier stehen die Festlegung des aktuellen medizinischen Standes sowie der Schutz der Patienten mittels Berufsrichtlinien im Vordergrund. Ebenso wichtig ist der Gleichbehandlungsgrundsatz, den z.B. *Maurer* (1994) aufzeigt (siehe auch Punkt 2.1.1).

Der Zweck der Richtlinien des Bundesausschusses im Speziellen ist die Sicherstellung der vertragsärztlichen Versorgung. Es werden Leistungen definiert und konkretisiert, auf die der Versicherte einen Anspruch hat (Leistungsrecht des Versicherten). Gleichzeitig zeigen sie den Leistungsumfang der Krankenkassen und die Leistungsverpflichtung seitens des Vertragsarztes auf.

Im SGB V sind die einzelnen Leistungen der Krankenversicherung nicht genau umschrieben und somit für den einzelnen Versicherten nicht differenziert erkennbar. Durch die Richtlinien werden die Leistungen konkretisiert und ein Anspruch auf die im Text genannten Leistungen gegeben bzw. ein solcher auf nicht erwähnte Leistungen ausgeschlossen.

Für die Autoren *Fuchs* und *Forster* (2000) haben Richtlinien zwei Aufgaben. Einerseits sollen sie Leistungen aufzeigen, die der Versicherte benötigt, um das ärztliche Behandlungsziel zu erreichen. Auf der anderen Seite müssen diese Leistungen gleichzeitig auch wirtschaftlich sein. Das heißt für die Autoren, dass der Versicherte auf nicht notwendige und unwirtschaftliche Leistungen auch keinen Anspruch hat (vgl. *Fuchs, Forster* 2000, S. 415). Zu eben diesem Schluss kommt auch das BSG in seinem Urteil vom 16.9.1997. In der Urteilsbegründung heißt es, dass mit den Richtlinien des Bundesausschusses (in diesem Fall die Richtlinien über die Einführung neuer Untersuchungs- und Behandlungsmethoden) der aktuelle Stand der Medizin unter wirtschaftlichen Gesichtspunkten festgehalten werden soll. Auf diesen Stand hat jeder Versicherte Anspruch, möchte er Leistungen darüber hinaus, kann dies nicht zu Lasten der GKV erfolgen. Über die Aufnahme neuer Behandlungsmethoden entscheidet der Bundesausschuss (vgl. BSGE 81 73 [74, 75]).

In den Richtlinien zur häuslichen Krankenpflege findet sich ein Vermerk zur Aufnahme weiterer Leistungskomplexe in das momentane Verzeichnis, wenn sich ein zukünftiger Bedarf entwickeln sollte. Somit sind diese Richtlinien im Speziellen nicht als abgeschlossener Komplex von Leistungen der GKV anzusehen (vgl. Richtlinien der häuslichen Krankenpflege 2000, Anhang Verzeichnis verordnungsfähiger Maßnahmen).

2.1.4 Verbindlichkeit von Richtlinien für die Beteiligtengruppen

Die Verbindlichkeit der vom Ausschuss erlassenen Richtlinien wird in der Literatur sehr kontrovers diskutiert.

Einen Angriffspunkt finden die verschiedenen Autoren in der bereits zuvor beschriebenen Tatsache, dass der Bundesausschuss kein Gesetzgebungsorgan ist; sie sehen deshalb in den Richtlinien, die für alle Beteiligten Verbindlichkeit haben sollen, eine Kompetenzüberschreitung des Bundesausschusses (vgl. *Fuchs, Forster* 2000, S. 415). *Papier* (1990) sieht mit den Richtlinien und deren Einfluss auf Dritte verfassungsrechtliche Grundsätze nicht erfüllt und fordert eine Regelung des Inhalts der Richtlinien im Rahmen von Rechtsverordnungen. Nur dann können die Maßstäbe und Anforderungen der Verfassung eingehalten werden (vgl. *Papier* 1990, S. 136). *Schimmerlpfeng-Schütte* (1999) spricht ironisch vom „kleinen Gesetzgeber" und meint damit den Bundesausschuss (vgl. *Schimmerlpfeng-Schütte* 1999, S. 530).

Dagegen findet *Schirmer* (1996), dass die verfassungsrechtliche Grundlage der Verträge des Kassenarztrechts im Artikel 12 Abs. 1 des GG in Verbindung mit Artikel 9 Abs. 3 GG zu finden ist und damit auch die Legitimation der Richtlinien (vgl. *Schirmer* 1996, S. 404).

Den von *Clemens* (1996) angesprochenen normativen Charakter der Richtlinien (siehe Ausführungen zu Punkt 2.1.2) erlangen die Richtlinien durch die Rechtsprechung des Bundessozialgerichtes in den Jahren 1996 und 1997. Das Urteil vom 20.3.1996 schließt die Rechtsnormqualität aus der Verbindung der Richtlinien zu den Bundesmantelverträgen (BMV). Die Richtlinien sind nach § 92 Abs. 8 SGB V ein Bestandteil der BMV und damit auch der Gesamtverträge. Diese sind zwischen den kassenärztlichen Vereinigungen und den Landesverbänden der Krankenkassen sowie Verbänden der Ersatzkassen geschlossen und regeln die vertragsärztliche Versorgung. Die Gesamtverträge sind für Krankenkassen und für den einzelnen Vertragsarzt verbindlich (BSGE 78, 70 [75]). *„Durch die Einbeziehung der Richtlinien in den BMV und die Gesamtverträge kommt ihnen die gleiche rechtliche Wirkung wie den normativen Teilen der vertrags-*

ärztlichen Kollektivverträge zu, deren Rechtsnormqualität unbestritten ist." (BSGE 78, 70 [75])

Die Verbindlichkeit der Richtlinien für den Versicherten ergibt sich nach einem Urteil des Bundessozialgerichtes vom 16.9.1997. Da der Vertragsarzt an die Vorschriften des Kassenarztrechts gebunden ist und somit auch an die Richtlinien, ergibt sich zwangsläufig, dass damit gleichzeitig der Anspruch der Versicherten im gleichen Umfang geregelt wird. Nur was der Arzt verordnen darf, kann Leistungsanspruch des Versicherten sein (vgl. BSGE 81 73 [79]). Das Leistungsrecht des Versicherten hat nach diesem Urteil keinen Vorrang vor dem Leistungserbringerrecht.

Die Rechtsverbindlichkeit der Richtlinien bejaht *Kötter* (1998). Die Richtlinien haben mit dem Urteil vom 20.3.1996 den Charakter untergesetzlicher Rechtsnormen und sind somit für Vertragsarzt, Krankenkassen und Versicherte verbindlich (vgl. *Kötter* in: LPK SGB V § 92 Rz. 11).

Auch das Bundesgesundheitsministerium schließt sich dieser Meinung an und stützt sich auf das Urteil des Bundessozialgerichts vom 20.3.1996. Aus diesem werde die unmittelbare Verbindlichkeit der Richtlinien für Vertragsärzte, Krankenkassen und Versicherte deutlich, gleichzeitig ergäbe sich auch eine verbindliche Wirkung für die Erbringer der häuslichen Krankenpflege (also die Pflegedienste) (vgl. Brief vom BGM vom 27.7.2000, Anhang A).

Für *Schlenker* (1998) entsteht mit dem Urteil vom 16.9.1997 eine deutliche Aufwertung des Bundesausschusses. Er beschreibt einen Vorteil durch den Beschluss der Richtlinien mittels des Bundesausschuss gegenüber dem Erlass durch Gesetzgeber der Legislative. In diesem Fall müsste der Gesetzgeber den medizinischen Standard festlegen. Die Fachkompetenz der Vertragsärzte und Krankenkassen ist nach seiner Meinung höher anzusehen und damit beim Bundesausschuss durchaus an der richtigen Stelle angesiedelt (vgl. *Schlenker* 1998, S. 414).

„Es ist (...) zu bedenken, dass eine Richtlinie jederzeit geändert werden kann. Dies ist der Vorteil gegenüber einem Gesetz" (*Richter 2000 a*, S. 8) beschreibt Richter den Vorzug von Richtlinie gegenüber einem feststehenden Gesetz.

Die Einschätzung der nicht allgemeinen Verbindlichkeit wird in der Literatur aber auch nach den Urteilen des BSG vertreten. So zweifelt *Heberlein* (1999) weiterhin an der Reichweite der Wirkung der Richtlinien und an der Legitimation des Bundesausschusses. Er vertritt die Auffassung, dass die Interessen Dritter nicht mittels Richtlinien berührt werden dürfen. Der richtige Weg dazu ist die Regelung der Inhalte mittels Rechtsverordnungen (vgl. *Heberlein* 1999, S. 153–155). Ebenso weisen *Fuchs* und *Forster* (2000) darauf hin, dass allein der Erlass von Rechtsverordnungen anstelle der Richtlinien der korrekte Weg im verfassungsrechtlichen Sinne sein kann (vgl. *Fuchs/Forster* 2000, S. 415).

Die nächste gerichtliche Instanz, die dieser Debatte ein endgültiges Ende bereiten kann, ist das Bundesverfassungsgericht. Bis dahin muss man möglicherweise mit Auffassung der Richterin *Schimmelpfeng-Schütte* (2000) vorlieb nehmen: *„so muss doch akzeptiert werden, dass der Bundesausschuss Richtlinien erlassen hat. Sie sind Realität und zwar als fachkundige Äußerungen. Krankenkassen und Leistungserbringer wenden sie gegenüber den Versicherten an".* (*Schimmelpfeng-Schütte* 2000, S. 535).

2.2 Gesetzliche Grundlagen zur Entstehung der Richtlinien

Die Richtlinien zur häuslichen Krankenpflege sind mit verschiedenen Regelungen im SGB V verknüpft. Auf die drei mir wichtig erscheinenden Paragraphen und deren Verbindung zu den Richtlinien[2] möchte ich genauer eingehen.

2.2.1 Der Bezug der Richtlinien zum § 37 SBG V

Im § 37 SGB V ist der generelle Anspruch auf Leistungen der häuslichen Krankenpflege der Versicherten geregelt. Danach muss man zunächst zwei Arten des Anspruches auf häusliche Krankenpflege unterscheiden:

1. wenn ein Krankenhausaufenthalt geboten, aber nicht durchführbar ist oder der Krankenhausaufenthalt durch häusliche Krankenpflege

---

[2] Wenn im folgenden Text von den Richtlinien die Rede ist, sind im speziellen die Richtlinien zur häuslichen Krankenpflege gemeint.

vermieden oder verkürzt wird – auch als Krankenhausersatzpflege bezeichnet – (§ 37 Absatz 1 SGB V) und

2. häusliche Krankenpflege zur Sicherung der ärztlichen Behandlungsziele (§ 37 Abs. 2 SGB V).

Der Anspruch auf diese Leistungen besteht nur dann, wenn keine im Haushalt lebende Person diese Leistung übernehmen kann (Ausschlusskriterium). Keine Erwähnung finden im § 37 die Gründe, die zur Nichterbringung der Pflege führen, also warum die im Haushalt lebende Person die Pflege nicht durchführen kann. Ebenso wird keine notwendige Qualifikation dieser Pflegeperson gefordert (vgl. *Höfler* in: Kasseler Kommentar § 37 Rz. 11).

Für Leistungen nach § 37 Abs. 1 gilt eine zeitliche Begrenzung des Anspruchs von zunächst vier Wochen. Eine Verlängerung dieser Leistung bedarf einer Prüfung durch den MDK. In diesen Fällen umfasst die Leistung mögliche erforderliche Grund- und Behandlungspflege sowie hauswirtschaftliche Versorgung.

Unter dem Leistungsanspruch nach § 37 Abs. 2 ist als Regelleistung die Behandlungspflege festgelegt. Welche Leistungen genau der Behandlungspflege zuzuordnen sind, wird an dieser Stelle nicht erwähnt. Als Satzungsleistung können die Krankenkassen neben dieser Behandlungspflege auch Grundpflege und hauswirtschaftliche Versorgung in ihren Leistungskatalog aufnehmen. Die Dauer und der Umfang der Satzungsleistungen werden in dieser festgelegt. Tritt jedoch Pflegebedürftigkeit im Sinne des SGB XI ein, sind diese Satzungsleistungen unzulässig. Der Anspruch auf Behandlungspflege bleibt in diesem Zusammenhang unberührt (vgl. § 37 Abs. 2 Satz 4 SGB V).

Deutlich hervorzuheben ist an dieser Stelle der Leistungsanspruch des Versicherten nach § 37 Abs. 1 SBG V. Dieser besteht im Falle der Pflegebedürftigkeit weiterhin im vollen Umfang. Um eine Doppelerstattung von Leistungen der Grundpflege und hauswirtschaftlichen Versorgung zu verhindern, sieht § 34 Abs. 2 Satz 1 SGB XI ein Ruhen der Leistungen der Pflegeversicherung im Falle der Krankenhausersatzpflege vor. Die Kosten sind somit vorrangig von den Krankenkassen zu tragen. In der Praxis wird der Vorrang der GKV vor Leistungen der Pflegeversicherung häufig verkannt.

In beiden oben aufgeführten Formen der häuslichen Krankenpflege erbringen in der Regel (staatlich anerkannte) Pflegekräfte die notwendigen Maßnahmen als Sachleistung. In Ausnahmefällen kann es sein, dass dies nicht durchführbar ist, also keine geeignete Fachkraft gestellt werden kann. Hier müssen die Kosten für eine selbst beschaffte Pflegekraft dem Versicherten in angemessener Höhe erstattet werden (vgl. § 37 Abs. 4 SGB V).

Als Ort, an dem die häusliche Krankenpflege durchzuführen ist, wird im § 37 Abs. 1 Satz 1 SGB V der Haushalt des Versicherten oder der Haushalt der Familie des Versicherten angegeben.

Da der § 37 nur einen groben Rahmen für die häusliche Krankenpflege gibt und nicht konkret auf Leistungen eingeht, werden in der Literatur verschiedene Punkte unterschiedlich ausgelegt. Hier spielen die Interessen der einzelnen Parteien – Leistungserbringer und Kostenträger – eine vorrangige Rolle. *Dörbrandt* (2000) z.B. geht davon aus, dass es sich bei der Versorgung eines Versicherten allein durch Maßnahmen der Grundpflege generell nicht um Leistungen nach § 37 Absatz 1 Satz 4 SGB V (der Krakenhausvermeidungspflege) handelt. Dieser Einsatz setzt nach Ansicht des Autors also immer eine Verordnung von Maßnahmen der Behandlungspflege voraus. (vgl. *Dörbrandt* 2000, S. 19) Die Beschreibung *„im Einzelfall erforderliche Grund- **und** Behandlungspflege"* (§ 37 Abs. 1 Satz 2 SGB V) lässt diese Interpretation durchaus zu. Andererseits wird die Leistung Grundpflege ohne Behandlungspflege im entsprechenden Paragraphen auch nicht ausgeschlossen.

Im Kasseler Kommentar ist hierzu die Erläuterung zu finden, dass die häusliche Krankenpflege nach § 37 Abs. 1 anstelle der Krankenhausbehandlung erbracht wird und diese ersetzt. Somit werden also grundsätzlich dieselben Pflegeleistungen wie im Krankenhaus erbracht (vgl. *Höfler* in: Kassler Kommentar § 37 Rz. 21).

Möglicherweise kann an dieser Stelle nur die im Einzelfall benannte Diagnose der Einweisung ins Krankenhaus, Aufschluss über das Verhältnis Behandlungs- zu Grundpflege geben und eine endgültige Zuordnung über die Leistungen verdeutlichen.

Im Verlauf dieser Arbeit werde ich auf die Problematik von Grund- und Behandlungspflege noch genauer eingehen.

2.2.2 Der Bezug der Richtlinien zum § 92

Wie oben schon beschrieben, besteht das Partnerschaftsmodell der GKV aus zwei Grundsäulen. Eine dieser Säulen bildet der § 92 SGB V. Dadurch wird der Bundesverband der Ärzte und Krankenkassen zur Erstellung der Richtlinien ermächtigt (vgl. § 92 Abs. 1 Satz 1).

Die Richtlinien sind unter dem Gesichtspunkt der Wirtschaftlichkeit zu erstellen. In § 92 und den damit verbundenen Richtlinien wird beschrieben, welche Leistungen der Arzt in welchem Umfang verordnet. Eine genaue Beschreibung der Leistungen soll mit den Richtlinien gegeben werden (Bundesgesundheitsministerium 2000, Internetseite vom 22.5.2000).

Durch § 92 Abs. 7 Satz 2 wird den Interessenvertretern der ambulanten Pflegedienste auf Bundesebene die Möglichkeit eine Stellungnahme bezüglicher der Richtlinien eingeräumt. Diese sind vom Bundesausschuss in die Entscheidungsfindung einzubeziehen (vgl. § 92 Abs. 7 Satz 2 SGB V). Diese Stellungnahme der nicht unmittelbar am Entstehungsprozess der Richtlinien beteiligten Leistungserbringergruppe entspricht dem Grundsäulenmodell des 2. NOG der GKV.

2.2.3 Der Bezug der Richtlinien zum § 132a

Die Richtlinien haben des Weiteren einen Einfluss auf § 132a SGB V. Hier wird die Versorgung mit häuslicher Krankenpflege zwischen den Krankenkassen und den ambulanten Diensten geregelt.

Die Spitzenverbände der Krankenkassen haben durch §132a zusammen mit den Spitzenorganen der Pflegedienste die Berechtigung, eine bundeseinheitliche Rahmenempfehlung für die Regelung der Versorgung mit häuslicher Krankenpflege abzugeben. Die Richtlinien des Bundesausschusses sollen dabei berücksichtigt werden (vgl. § 132a Abs. 1 SGB V). Mit der Bekanntgabe von bundeseinheitlichen Rahmenempfehlungen wird die zweite Säule des 2. NOG der GKV errichtet. Diese Empfehlungen haben allerdings tatsächlich nur einen „Empfehlungscharakter". Den regionalen Vertragspartnern ist es erlaubt, abweichende Regelungen zu treffen. Die

Rahmenempfehlungen werden nicht wie die Richtlinien nach § 92 SGB V vom Bundesministerium geprüft. Zur Zeit gehen die Spitzenverbände dieser Aufforderung des § 132a nach und arbeiten an einer Rahmenempfehlung (vgl. Bundesgesundheitsministerium 2000, Internetseite vom 22.5.2000). Ebenso erhalten auch hier die nicht direkt beteiligten Leistungserbringer (Vertreter der Ärzte) ein Recht zur Stellungnahme bezügliche der Inhalte der Rahmenempfehlung (vgl. § 132 Abs. 1 Satz 2).

Mit diesen Vereinbarungen sollen u.a.

- Inhalte der häuslichen Krankenpflege einschließlich deren Abgrenzung

- Maßnahmen zur Qualitätssicherung,

- die Zusammenarbeit zwischen Leistungserbringern, Vertragsärzten und Krankenhäusern

- sowie Grundsätze der Wirtschaftlichkeit und Strukturen der Vergütung (vgl. §132a Abs. 1 Satz 4) geregelt werden.

In Verträgen auf Landesebene bzw. in Einzelverträgen zwischen ambulanten Diensten und Krankenkassen sind des Weiteren Einzelheiten der Vergütung, Preise und Abrechnungsvorgänge der Leistungen geregelt (vgl. § 132a Abs. 1 Satz 4). Mit den Rahmenempfehlungen auf Bundesebene und Verträgen auf Landesebene soll eine möglichst wirtschaftliche und einheitliche Versorgung der Versicherten gewährleistet werden (vgl. *Hess* in: Kasseler Kommentar § 132a Rz. 2).

Kritisch anzumerken ist, dass ein Partnerschaftsmodell auf einer gleichrangigen Stellung der Partner beruhen sollte. Da die Rahmenempfehlungen jedoch unter Berücksichtigung der Richtlinien entstehen, wird den Richtlinien ein Vorrang vor dem § 132a und den darin beschriebenen Verträgen eingeräumt (vgl. Bundesgesundheitsministerium, Internetseite vom 22.5.2000).

2.3 Die an der Entstehung der Richtlinien zur häuslichen Krankenpflege Beteiligten

An den Richtlinien direkt beteiligt sind die Vertreter der Ärzte und Krankenkassen durch deren Mitglieder im Bundesausschuss. Daneben haben die Interessenvertreter der ambulanten Dienste nur ein geringes Mitwirkungsrecht im Verfahren um die Richtlinien. Im folgenden Teil möchte ich nun auf die Rollen dieser Beteiligten etwas genauer eingehen.

2.3.1 Der Bundesausschuss

Der Vorgänger des Bundesausschuss findet sich schon 1933 im Reichsausschuss der Ärzte und Krankenkassen. Hier wurden die Interessen der Ärzte und Zahnärzte vertreten. Im Jahre 1933 konnte der Reichsausschuss nicht mehr vorschriftsmäßig besetzt werden und war damit beschlussunfähig. Aus diesem Grund wurden die Befugnisse des Ausschusses auf den Reichsarbeitsminister übertragen. Die Mitglieder des damaligen Ausschusses wurden vom Reichsarbeitsminister ernannt und waren ihm somit auch unterstellt. Zu dieser Zeit wurde zwischen „verbindlichen" Bestimmungen und "unverbindlichen", lediglich beachtenswürdigen Richtlinien unterschieden.

1955 wurde aufgrund des Gesetzes über das Kassenarztrecht der Bundesausschuss der Ärzte und Krankenkassen als oberste beschließende Einrichtung der Kassenärzte und Krankenkassen gebildet. Erstmals wurde hier zwischen einem Bundesausschuss der Ärzte und Zahnärzte unterschieden. Eine staatliche Beteiligung am Ausschuss wie bei seinem Vorgänger war nicht angedacht. Somit sind die unparteiischen Mitglieder des Bundesausschusses heute weisungsungebunden. Eine Übernahme der Bedeutung der Begriffe „verbindliche Bestimmungen" bzw. „unverbindliche, beachtungswürdige Richtlinien" konnte aus diesem Grund für den heutigen Bundesausschuss nicht übertragen werden (vgl. *Kassenärztliche Bundesvereinigung* o.J., Internetseite vom 19.1.2001).

Der Bundesausschuss setzt sich aus Vertretern der Kassenärztlichen Bundesvereinigung, den Bundesverbänden der Krankenkassen, der Bundesknappschaft und Verbänden der Ersatzkassen zusammen (vgl. § 91 Absatz 1 SGB V).

Zahlenmäßig besteht der Ausschuss aus 21 Mitgliedern. Die einzelnen Krankenkassen sind in folgender Besetzung vertreten:

Zusammensetzung des Bundesausschusses		
Unparteiische	1	Vorsitzender
	2	weitere Mitglieder
Ärztevertreter	9	Mitglieder
Krankenkassenvertreter	9	Mitglieder
diese verteilen sich auf die einzelnen Kassen wie folgt:		
- AOK	3	Mitglieder
- Ersatzkassen	2	Mitglieder
- Betriebskrankenkassen	1	Mitglied
- Innungskrankenkassen	1	Mitglied
- landwirtschaftlichen Krankenkassen	1	Mitglied
- knappschaftliche Krankenkassen	1	Mitglied
Summe der Mitglieder	21	

Quelle: Kassenärztlichen Bundesvereinigung Internetseite vom 19.1.2001

Abbildung 1:

Zusammensetzung des Bundesausschusses der Ärzte und Krankenkassen

Die Amtszeit der Mitglieder beträgt vier Jahre. Die Kosten dieses Ausschusses tragen die Bundesvereinigungen der Ärzte einerseits und der Krankenkassen andererseits je zur Hälfte. Das Bundesgesundheitsministerium ist mit der Geschäftsführung betraut. Im Jahre 1998 wurde die Zahl der Mitglieder des Ausschusses erhöht. In dieser veränderten Mitgliederzusammensetzung trifft der Bundesausschuss immer dann zusammen, wenn Fragen im Zusammenhang mit dem Psychotherapeutengesetz zu klären sind. Hier schien es dem Gesetzgeber notwenig, auch die Leistungserbringer in Beschlüsse einzubeziehen. Deshalb repräsentierten hier fünf psychotherapeutisch tätige Ärzte und fünf psychologisch tätige Psychotherapeuten die Seite der Leistungserbringer. Um das Gleichgewicht zwischen ärztlichen Vertreten und Krankenkassen zu erhalten, wurde die Zahl der Vertreter der Krankenkassen ebenfalls um ein Mitglied erhöht. Den beteiligten Pflegediensten im ambulanten Bereich wurde eine Mitsprache in dieser Form nicht eingeräumt (vgl. Kassenärztliche Bundesvereinigung o.J., Internetseite vom 19.1.2001).

2.3.2 Die Verbände der ambulanten Dienste

Einfluss auf die Richtlinien haben die Verbände nur in Form der Stellungnahme nach § 92 Abs. 7 Satz 2 SGB V. Durch verschiedene Spitzenverbände werden die ambulanten Dienste auf Bundes- und Landesebene vertreten.

Diese Stellungnahmen sollen bei der Entscheidung des Ausschusses berücksichtigt werden. Aus der Entscheidung muss lediglich hervorgehen, dass der Bundessauschuss sich mit den Argumenten der Verbände auseinandergesetzt hat. Es müssen folglich Gründe aufgezeigt werden, warum den Einwänden der Verbände stattgegeben wurde bzw. warum nicht (vgl. *Hess* in: Kasseler Kommentar § 92 Rz. 16b). Letztlich werden die Argumente der Verbände nur dann berücksichtigt, wenn diese von den Vertretern der Bundesvereinigung vertreten werden. Dem Gesetzgeber wäre es möglich gewesen, wie im Fall des Psychotherapeutengesetzes, den Bundesausschuss in seiner Besetzung zu verändern. Erst dadurch würden die Verbände, und somit auch die eigentlichen Leistungserbringer der ambulanten Krankenpflege, Einfluss auf die Inhalte der Richtlinien nehmen.

2.3.3 Das Zustandekommen der Richtlinien

Das Zustandekommen der Richtlinien kann man in verschiedene Stadien unterteilen. Im ersten Stadium findet eine Fachdiskussion innerhalb von sogenannten Arbeitsausschüssen des Bundesausschusses statt. Dies ist sicher als die zeitintensivste Phase anzusehen.

Hier wird das Thema der entsprechenden Arbeitsgruppe ausführlich erörtert, gegebenenfalls werden notwendige Gutachten zur Klärung von schwierigen Punkten angefordert. Des Weiteren finden an dieser Stelle die vom Gesetz (vgl. § 92 SGB V) vorgeschrieben schriftlichen Anhörungen der Interessenvertreter statt und zwar in den Bereichen

- Arzneimittel-Richtlinien allgemein, bei der Preisvergleichsliste und der Festbetragsgruppenregelung,

- Rehabilitations-Richtlinien,

- Richtlinien über häusliche Krankenpflege,

- Heilmittel-Richtlinien .

Die anhörungsberechtigten Organisationen erhalten durch den Bundesausschuss schriftlichen Zugang zu den aktuellen Entwürfen der entsprechenden Richtlinien und können ihre Stellungnahme dem Bundesausschuss einreichen. Diese Eingaben sollen nach § 92 SGB V in die Entscheidung des Bundesausschusses einfließen. Dieser hat aber letztlich die alleinige Entscheidung über den endgültigen Inhalt der Richtlinien. Eine mündliche Anhörung der Interessenvertreter obliegt der Entscheidung des Ausschusses.

In der zweiten Phase tritt der Bundesausschuss in einer Sitzung zusammen, um über eine Verabschiedung der in den Ausschüssen erarbeiteten Richtlinien abzustimmen. Beschlüsse können aber nur dann verabschiedet werden, wenn alle Mitglieder bzw. deren stimmberechtigte Vertreter anwesend sind. Als angenommen und verabschiedet gelten Richtlinien dann, wenn diese eine absolute Mehrheit der anwesenden Stimmberechtigten erhalten. Bei Stimmengleichheit wird der Antrag abgelehnt und muss erneut im Ausschuss bearbeitet werden.

Ist der Antrag vom Bundesausschuss angenommen worden, bedarf es einer zusätzlichen Zustimmung des Bundesministeriums für Gesundheit. Hier wird die Rechtmäßigkeit der Richtlinie überprüft und gegebenenfalls beanstandet. Auch in diesem Fall beginnt der Verfahrensweg der Richtlinie erneut in den Ausschüssen.

Werden die Richtlinien nicht beanstandet, erfolgt ihre Veröffentlichung im Bundesanzeiger. Sie treten einen Tag nach der Veröffentlichung in Kraft.

Im Ausnahmefällen kann das Bundesgesundheitsministerium die Richtlinien direkt erlassen. Diese sind dann gegeben, wenn

- die für die Sicherstellung der ärztlichen Versorgung erforderlichen Beschlüsse nicht oder nicht innerhalb einer von ihm gesetzten Frist zustande kommen;
- die Beanstandungen des Bundesministers für Gesundheit nicht innerhalb der von ihm gesetzten Frist behoben werden.

Von dieser sogenannten Ersatzvornahme hat das Bundesministerium bisher allerdings noch keinen Gebrauch machen müssen (vgl. Kassenärztliche

Bundesvereinigung o.J., Internetseite vom 19.1.2001). In der folgenden
Grafik lässt sich der Weg der Richtlinien verfolgen.

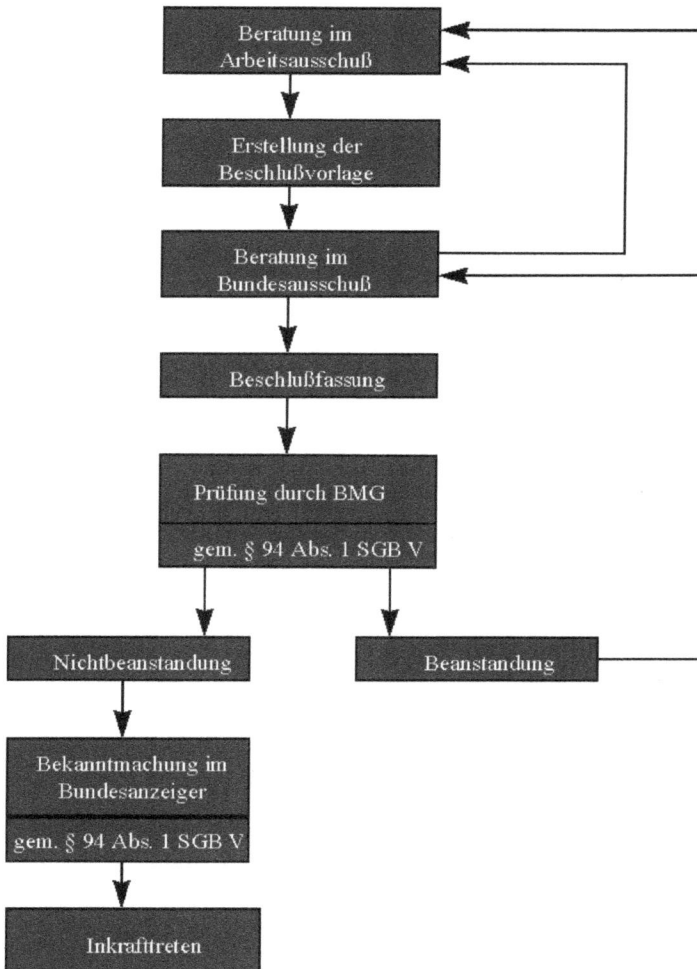

Quelle: Kassenärztliche Bundesvereinigung 2001, Internetseite vom 19.1.2001

Abbildung 2:

Der Weg der Richtlinie bis zum Inkrafttreten

2.4 Erwartungen der Beteiligten an die Richtlinien der häuslichen Krankenpflege

Schon vor dem Inkrafttreten der Richtlinien zur häuslichen Krankenpflege sind Diskussionen in Gang gekommen.

Zunächst wurde ein erster Entwurf (Stand 25.10.1999) der Richtlinien zur häuslichen Krankenpflege vom Bundesgesundheitsministerium beanstandet und an den Bundesausschuss zurückverwiesen. Kritikpunkte waren im Besonderen eine Einengung und unsachgemäße Ausgestaltung der Richtlinien im Hinblick auf Leistungen nach § 37 SGB V. Das Bundesministerium sah den Anspruch des Versicherten auf Leistungen der Grund- und Behandlungspflege nicht in allen beschriebenen Fällen gesichert. Es wurden hier Nachbesserungen gefordert (vgl. *Vogel* 2000, Internetseite vom 31.5.2000). Die überarbeitete Fassung der Richtlinien wurde vom Bundesministerium nicht beanstandet.

Ein wesentlich größerer und bis heute andauernder Dissens besteht zwischen dem Bundesausschuss und den Verbänden der Pflegedienste bezüglich der Inhalte der Richtlinien. Die Verbände weisen darauf hin, dass die Inhalte der häuslichen Krankenpflege durch den § 132 a und die damit zu erlassenden Rahmenempfehlungen zu regeln seien. Sie sehen in der Aufstellung eines Verzeichnisses für verordnungsfähige Leistungen eine Kompetenzüberschreitung des Bundesausschusses. Der Bundesausschuss wiederum setzt entgegen, dass eine Aufzählung der verordnungsfähigen Pflegeleistungen in den Richtlinien enthalten sein müsse. Erst dadurch werde den Versicherten ein bundeseinheitlicher Leistungskatalog an die Hand gegeben (vgl. *Vogel* 2000, Internetseite vom 31.05.2000).

Das Rechtsproblem der Aufstellung des Kataloges für verordnungsfähige Pflegeleistungen sieht das Bundesgesundheitsministerium dadurch entschärft, dass die Spitzenverbände den Versuch unternehmen, ein identisches Leistungsverzeichnis in die Rahmenempfehlungen nach § 132a aufzunehmen. Die gesetzliche Grundlage ist nach Auffassung des Ministeriums jedoch nicht eindeutig. Beide Auffassungen, die der Verbände und die des Ausschusses, werden als berechtigt angesehen. Jedoch ist nach Meinung des Bundesministeriums der einheitliche Leistungskatalog für den

Versicherten erstrebenswert (vgl. *Bundesgesundheitsministerium* 2000, Internetseite vom 22.5.2000).

Einige Verbände der ambulanten Dienste haben schon im Vorfeld den juristischen Klageweg gegen die Richtlinien angekündigt. Als Gründe nennen die Verbände vor allem eine mangelnde Anhörung im Rahmen der inhaltlichen Aufstellung der Richtlinien. Wie oben schon erwähnt ist gerade die Anhörung der Verbände eine Voraussetzung für das Zustandekommen der Richtlinien (*Vogel* 2000, Internetseite vom 31.05.2000).

Ebenso sehen einige Ärzte in den Richtlinien einen Nachteil für ihre Tätigkeit. So sieht *Laschet* (2000) eine Erhöhung der vom Arzt zu erbringenden Leistungen, die jedoch nicht adäquat vergütet würden. Besonders die Hausbesuche der Vertragsärzte würden erheblich zunehmen, da bestimmte Leitungen, welche bisher auf geeignete Pflegedienste delegiert werden könnten, nun vom Arzt selbst erbracht werden müssten. Mit einer angebotenen Pauschalvergütung von 20 DM im Monat sieht er die anfallenden Mehrkosten nicht gedeckt. (vgl. *Laschet* 2000, Internetseite vom 20.2.2001)

Im folgenden Abschnitt werde ich die Inhalte der Richtlinien darstellen und diskutieren.

3 Inhalte der Richtlinien zur häuslichen Krankenpflege

Bis zum Inkrafttreten der Richtlinien gab es keine bundeseinheitliche Regelung über Leistungen der häuslichen Krankenpflege nach § 37 SGB V. Der Paragraph 37 SGB V selbst macht, wie im zweiten Kapitel erwähnt, keine Angaben über konkrete Leistungen.

Die einzelnen Krankenkassen hatten jeweils unterschiedliche interne Dienstanweisungen im Umgang mit Leistungen nach § 37 SGB V. Durch die Richtlinien soll dieser Leistungsanspruch der Versicherten bundesweit und somit auch für alle Kassen gleichermaßen geregelt werden.

Die Richtlinien beschreiben, in welcher Art und Weise Leistungen vom Arzt verordnet werden können und wie die Zusammenarbeit mit den ambulanten Pflegediensten zu erfolgen hat. Mit dem Verzeichnis über verordnungsfähige Maßnahmen wird beschrieben, welche Behandlungsmaßnahmen in der Regel wann und wie lange vom Arzt verordnet werden sollten. Einige bedeutende Veränderungen aufgrund der Richtlinien, die in der Praxis von Bedeutung sind, sollen nun aufgezeigt werden.

3.1 Veränderte Leistungen im Zuge der Richtlinien zur häuslichen Krankenpflege

Zunächst sollen an dieser Stelle allgemeine inhaltliche Veränderungen der Richtlinien für die Praxis dargestellt werden.

Zum einen kommt dem Arzt eine neue und erweiterte Aufgabe im Umgang mit Verordnungen von Leistungen der häuslichen Krankenpflege zu. Bisher sollte die Entscheidung für die eine oder andere Form der Verordnung von häuslicher Krankenpflege unter der Abwägung zwischen medizinischer Notwendigkeit und Wirtschaftlichkeit erfolgen. Nach den Richtlinien hat der Arzt nun ebenfalls zu berücksichtigen, ob sein Patient oder eine andere im Haushalt lebende Person die verordnete Leistung selbst erbringen kann, und hat dies der Krankenkasse mitzuteilen. Bisher wurde diese Feststellung von der Krankenkasse übernommen.

Die Koordinationsaufgabe der notwendigen Zusammenarbeit aller Beteiligter wird durch die Richtlinien an den Arzt übertragen. Ihm obliegt es, die Verbindung zwischen allen Beteiligten herzustellen, also zwischen Patienten, Pflegedienst, Krankenkasse und auch dem Krankenhaus. Alle notwendigen Schritte der Versorgung des Patienten mit Leistungen der häuslichen Krankenpflege des SGB V sollen vom Arzt eingeleitet werden. Das heißt z.b.: Der Arzt hat sich rechtzeitig um notwendige Folgeverordnungen oder um die Aufnahme der Pflege des Patienten bei Entlassung aus dem Krankenhaus zu kümmern (vgl. Richtlinien der häuslichen Krankenpflege 2000, VI. 24.–28.).

Eine weitere Veränderung ist die Forderung der Richtlinien, dass in jeder verordneten Leistung immer gleichzeitig notwendige pflegerische Prophylaxen zu erbringen sind und zwar auch dann, wenn diese in einer anderen Frequenz zu erbringen sind als die eigentlich verordnete Leistung (vgl. Richtlinien der häuslichen Krankenpflege 2000, Anlage Verzeichnis verordnungsfähiger Leistungen). Besonders diese Veränderung ruft die Kritik der Verbände und der Pflegdienste hervor, da keine gesonderte Vergütung dieser Leistung erfolgen soll. Im Verlauf der Arbeit wird auf diesen Punkt noch genauer eingegangen.

Für jede im Katalog der verordnungsfähigen Leistungen beschriebene Leistung wird eine Empfehlung über die Möglichkeit der Verordnung und auf deren Häufigkeit bzw Dauer gemacht. Diese Vorgaben sind nach *Plantholz* (2000) als Richtwerte anzusehen, von denen unter begründeten Umständen durchaus abgewichen werden kann (vgl. *Planzholz 2000 a*, S. 374). In seinen Ausführungen macht *Plantholz* (2000), in Bezug auf die Verordnungsdauer, eine wichtige Anmerkung. Nach seiner Ansicht ist eine Einschränkung der Leistungen im Bezug auf § 37 Abs. 1 SGB V vom Bundesausschuss gewollt und auch einsichtig. Die Einschränkung bezüglich der Leistungen des § 37 Abs. 2 SGB V sind jedoch aufgrund eines redaktionellen Fehlers des Bundesausschusses entstanden. Er führt seine Annahme auf die original Verfahrensakten des Bundesausschusses zurück. Möglicherweise hat dieser Fehler große Auswirkungen auf die Praxis. Besonders der bürokratische Aufwand wird sich durch die Zeitbeschränkung der Verordnungen stark erhöhen (vgl. *Planzholz 2000 a*, S. 374).

Mit den Richtlinien wird auch die Vergütung von Leistungen geklärt, die in der Zeit zwischen Verordnung durch den Arzt und Genehmigung durch die Krankenkasse vom Pflegedienst erbracht werden. Die Richtlinien sagen eine Übernahme der Kosten durch die Krankenkasse zu, unter der Voraussetzung, dass die Verordnung spätestens am zweiten Arbeitstag nach erfolgter Ausstellung der Krankenkasse vorliegt (vgl. Richtlinien häusliche Krankenpflege 2000, V. 23.). Damit stimmen die Richtlinien mit der Ansicht von *Plagemann* (1997) überein, dass die Pflegdienste direkt nach der Verordnung durch den Arzt tätig werden können und nicht erst die Genehmigung der Krankenkasse abwarten müssen. Dies käme sonst einer Behandlungsverzögerung gleich. Im Falle einer Ablehnung kann jedoch nicht der Pflegedienst die Kosten für schon erbrachte Leistungen tragen. Dies war aber in Hessen vor den Richtlinien in der Praxis der Fall (vgl. *Plageman* 1997, S. 465).

Um herauszufinden, welche Leistungen sich im einzelnen im Hinblick auf die Richtlinien verändert haben, müssen zunächst die in den Rahmenverträgen nach § 132a definierten Leistungen der Pflege betrachtet werden. Diese Rahmenverträge werden auf Landesebene geschlossen und sind somit nicht bundeseinheitlich. Der Arbeit liegt an dieser Stelle der Rahmenvertrag (zwischen der Liga der freien Wohlfahrtspflege und der Krankenkassen) über häusliche Krankenpflege Hessens vom 29.4.1996 zugrunde, danach können die Leistungen miteinander verglichen werden.

Im folgenden Teil soll dargestellt werden, inwieweit sich der Leistungsbereich aus eben diesen Rahmenverträgen durch die Richtlinien verändern. Eine Einteilung der Leistungen in drei Kategorien soll einen Überblick über die Änderungen schaffen. Die Gegenüberstellung geht von den Leistungsbereichen der Richtlinien aus und stellt denen die entsprechenden Bereiche des Rahmenvertrages gegenüber. In den Tabellen finden all jene Leistungen Berücksichtigung, die im Verzeichnis über verordnungsfähige Leistungen der Richtlinien, unter Behandlungspflege aufgeführt sind.

Kategorie A: Hierunter werden die Leistungen genannt, die in den Richtlinien und im Rahmenvertrag aufgeführt sind.

Hier unter sind folgende Leistungen zu nennen:

Bezeichnung der Leistung in den Richtlinien(RL)	Bezeichnung der entsprechenden Leistung nach dem Rahmenvertrag Hessen
Absaugen der oberen Luftwege (Nr. 6 in den RL)	Absaugen (unter Punkt 2.9)
Blasenspülung (Nr. 9 in den RL)	Instillation/Spülung mittels Katheter/Schlauch (unter Punkt 2.3)
Blutdruckmessung (Nr. 10 in den RL)	Blutdruckkontrollen (unter Punkt 2.11)
Dekubitusbehandlung (Nr. 12 in den RL)	Dekubitusbehandlung (unter Punkt 2.6)
Injektionen s.c. und i.m (Nr. 18 in den RL)	Injektionen (unter Punkt 2.7)
Instillation (Nr. 20 in den RL)	Instillation/Spülung mittels Katheter/Schlauch (unter Punkt 2.3)
Magensonde, Legen und Wechseln (Nr. 25 in den RL)	Legen und Wechseln einer Magensonde (unter Punkt 2.13)

Kategorie B: Diese Kategorie beinhaltet Leistungen, die in den Richtlinien und im Rahmenvertrag vorkommen, für die sich allerdings auch größere inhaltliche Veränderungen ergeben. Die Leistungen sind entweder erweitert, gekürzt oder neu benannt worden. Ebenso sind hier Leistungen zu finden, die unter anderen Bezeichnungen/Bereichen in den Rahmenverträgen zu finden sind und durch die Richtlinien in anderen Leistungsbereichen verschoben werden.

Bezeichnung der Leistung nach den RL	Bezeichnung der entsprechen Leistung im Rahmenvertrag	Worin liegt die Änderung dieser Leistung
Katheterisierung der Harnblase (Nr. 23 in den RL)	Katheterismus/Anlegen und Entfernen eines Urinals (unter Punkt 2.2)	*jetzt:* Das Anlegen und Entfernen eines Urinals wird jetzt der Grundpflege zugeordnet und kann somit nicht mehr verordnet werden.
Blutzuckermessung (Nr. 11 in den RL)	Blutzuckerkontrollen in Notfällen/Erstellung eines Tagesprofils/Umstellung (unter Punkt 2.14)	*bisher:* nur Notfällen oder zur Erstellung eines Tagesprofils bei unregelmäßigen Blutzuckerwerten oder bei einer Neueinstellung von insulinpflichtigen Diabetikern zu verordnen *jetzt:* routinemäßige Dauermessung bei intensivierter Insulintherapie verordnungsfähig. Aber nur dann, wenn der Patient durch: eine hochgradige Einschränkung der Sehfähigkeit, der Grob- oder Feinmotorik, der körperlichen Leistungsfähigkeit oder einer starken geistigen Einschränkung diese Messung nicht selbst durchführen kann. Der verordnende Arzt hat dies auf der Verordnung zu vermerken.

Medikamentengabe (Nr. 26 in den RL)	zusammengesetzt aus folgenden Einzelleistungen des Rahmenvertrages: 1. Arzneimittelgabe und Überwachung (unter 2.16) 2. Tropfen, Salben bzw. Spülungen der Augen und Ohren (unter Punkt 2.10) 3. Physikalischen Maßnahmen (unter Punkt 2.5)	*bisher*: die Leistung der Medikamentengabe setzt sich nun aus drei ehemaligen Leistungen zusammen: dem Verabreichen von Tropfen und Salben und Teilleistungen der physikalischen Maßnahmen hierunter zählten bisher die medizinischen Bäder oder das Einreiben der Haut bei akuten Zuständen. *jetzt*: zählt zur Medikamentengabe das Verabreichen von ärztliche Verordneten Medikamenten außer Injektionen, Infusionen, Instillationen und Inhalationen. Das Richten der entsprechenden Medikamente 1 mal in der Woche ist in dieser Leistung schon enthalten. Die Leistung kann aber nur dann verordnet werden, wenn der Patient selbst nicht in der Lage dazu ist. (mögliche Kriterien siehe Aufzählung unter Blutzuckermessung)
Verbände (Nr. 31 in den RL)	Zusammengesetzt aus den Leistungen: 1. Anlegen eines Verbandes/Verbandwechsel (unter Punkt 2.1) 2. An- und Ausziehen von Kommpressionsstrümpfen in besonderen Fällen (unter Punkt 2.17)	*bisher:* war das An- und Ausziehen der Kompressionsstrümpfe eine eigene Leistungsbeschreibung. Unter die Leistung Verbände zählte lediglich das Anlegen eines Kompressionsverbandes. *jetzt:* jetzt werden beide Leistungen unter den Verbänden aufgeführt. Kompressionsstrümpfe können ab der Kompressionsklasse II verordnet werden allerdings nur dann, wenn der Patient wie unter der Blutzuckermessung und der Medikamentengabe nicht selbst dazu in der Lage ist (siehe Eigenschaften unter Blutzuckermessung)
Wechsel und Pflege der Trachealkanülen (Nr. 29 in den RL)	Stomaversorgung (unter Punkt 2.12)	*bisher:* war die Versorgung der Trachealkanüle zusammen unter dem Punkt Stomaversorgung beschrieben. *jetzt:* erhält die Versorgung des Tracheostomas eine eigene spezifische Bezeichnung. Danach zählt zu dieser Leistung das Reinigen und Pflegen sowie eine notwendige Behandlung des Stomas und das Einsetzen, Fixieren und Reinigen der entnommenen Trachealkanüle.

Richten, von Injektionen (Nr. 19 in den RL)	Aufziehen von Insulin in besonderen Fällen als alleinige Leistung (unter Punkt 2.15)	*bisher:* war das Aufziehen im speziellen von Insulin geregelt, aber auch das Aufziehen von andere Medikamenten konnte darunter gefasst werden. *jetzt:* wird hier das Richten von Injektionen zur Selbstapplikation beschrieben. Nur wenn der Patient wie unter Nr. 11 und 26 nicht selbst dazu in der Lage ist hat er Anspruch auf diese Leistung.
Auflegen von Kälteträger (Nr. 21 in den RL)	Physikalische Maßnahmen (unter Punkt 2.5)	*bisher:* unter dem gesamt Begriff der physikalischen Maßnahmen aufgeführt. *jetzt:* als eigene Leistungspunkt aufgezählt. Kann bei akuten postraumatischen Zuständen, akuten Gelenkerkrankungen und postoperativen Zuständen verordnete werden. Auch hier nur wenn der Patient wie unter Nr. 11 und Nr. 23 nicht selbst dazu in der Lage ist. Die für die Leistung benötigten Mittel können nicht zu Lasten der GKV verordnet werden.
Inhalationen (Nr. 17 in den RL)	Physikalische Maßnahmen (unter Punkt 2.5)	*bisher:* wie auch Nr. 21 unter dem Oberbegriff der physikalischen Maßnahmen beschrieben. *jetzt:* als eigener Leistungspunkt aufgeführt. Beschreiben als: Anwendung von ärztlich verordneten Medikamenten, die mittels verordneter Inhalationshilfen (siehe Hilfsmittelkatalog) in feinste Tröpfchen zerstäubt und über die Atemwege inhaliert werden.
Stomabehandlung (Nr. 28 in den RL)	Stomaversorgung (unter Punkt 2.12)	*bisher:* konnte das Reinigen und Versorgen von Stomas generell verordnet werden. *jetzt:* kann, bis auf die generelle Tracheostomaversorgung Nr. 29, die Pflege eines Stomas nur dann verordnet werden, wenn dieses eine akute entzündliche Veränderung mit Läsion der Haut aufweist. Ist dies Veränderung des Stomas nicht vorhanden zählt diese Leistung zur Grundpflege und kann nicht verordnet werden. Unter diese Leitung fällt auch eine entzündlich veränderte PEG (die Leistung der Versorgung einer nicht Veränderten

		PEG wird anschließend noch beschrieben). In dieser Leistung enthalten sind Desinfektion der Wunde, Wundversorgung, Behandlung mit verordneten Medikamenten, Verbandwechsel und die Pflege des Stomas.
Perkutane endoskopische Gastrostomie (PEG) (Nr. 27 in den RL)	Anlegen eines Verbandes/Verbandwechsel (unter Punkt 2.1)	*bisher:* Die Versorgung einer PEG wurde im Rahmen eines Verbandwechsels verordnet und genehmigt. *jetzt:* Mit den Richtlinien wird die PEG Versorgung als ein eigenständiger Punkt beschrieben. Hierunter fällt das Wechseln der Schutzauflage der PEG, die Kontrolle der Fixierung, die Reinigung und Desinfektion der Wunde, ggf. auch die Wundversorgung und die Anwendung ärztlich verordneter Medikamente Auch die Leistung der Versorgung der PEG wurde wegen mangelnder genauer Beschreibung in den Rahmenverträgen von den Krankenkassen unter der Leistung der Verbände genehmigt und abgerechnet.
Versorgung eines suprapubischen Katherters (Nr. 22 in den RL)	Anlegen eines Verbandes/Verbandwechsel (unter Punkt 2.1)	*bisher*: Die Versorgung eines suprapubischen Katherters wurde im Rahmen eines Verbandwechsel verordnet und genehmigt. *jetzt*: Mit den Richtlinien wird die Versorgung des suprapubischen Katherters als eigenständige Leistung genannt. Diese Leistung umfasst wie die Versorgung der PEG die Wundversorgung, Verbandwechsel, Reinigen des Katheters, und die Anwendung eines ärztlich verordneten Medikamentes. Auch hier wurde bisher die Leistung als ein Verbandwechsel von den Krankenkassen genehmigt und abgerechnet
Einlauf/Klistier/Klysma/ digitale Enddarmausräumung (Nr. 14 in den RL)	Einlauf (unter Punkt 2.4)	*bisher:* Die digitale Enddarmausräumung war kein Bestandteil des Rahmenvertrags *jetzt:* Die digitale Enddarmausräumung wird als Leistung der häuslichen Krankenpflege aufgeführt.

Kategorie C: Darunter fallen alle Leistungen, die durch die Richtlinien neu formuliert werden. Diese Bereiche sind nicht Gegenstand des Rahmenver-

trags und wurden nur in Form von Einzelvereinbarungen mit den Krankenkassen erstattet.

Beschreibung der Leistung nach den RL	Beschreibung der Leistung
Anleitung bei der Behandlungspflege in der Häuslichkeit (Nr. 7 in den RL)	Beratung und Kontrolle des Patienten oder anderer Personen in der Häuslichkeit. Voraussetzung ist ein vorhandenes Lernpotential der anzuleitenden Person. Der Patient bzw. Angehörige wird dahingehend angeleitet, die Maßnahme dauerhaft selbstständig durchführen zu können. Es gab bis zu den RL keine eindeutige Regelung diese Leistung
Bedienung und Überwachen des Beatmungsgerät (Nr. 8 in den RL)	Anpassen und Überprüfen der Einstellungen des Beatmungsgerätes an Vitalparameter nach Anordnung des Arztes bei Vorliegen einer beatmungspflichtigen Erkrankung. Ebenso zählt hierzu die Funktionsüberprüfung des Beatmungsgerätes und der Austausch bestimmter Teile des Gerätes (z.b. Beatmungsschläuche, Kaskaden, O2 Zellen) Auch hier wurden bisher keine einheitlichen Regelungen getroffen, eine Einzelfallentscheidung der Krankenkasse über das Erbringen dieser Leistung war möglich.
Überprüfen und Versorgen von Drainagen (Nr. 13 in den RL)	Darunter zählt das Überprüfen der Lage und des Sekretabflusses von Laschen und das Wechseln von entsprechenden Sekretbehältern. Auch hier konnte die Krankenkasse nach ihrem Ermessen über eine Einzelfallentscheidung die Leistung genehmigen.
Flüssigkeitsbilanzierung (Nr. 15 in den RL)	Ist die Messung der Ein- und Ausfuhr von Flüssigkeiten mit kalibrierten Gefäßen – inklusive Gewichtskontrollen und der Messung des Bein- oder Bauchumfanges. Diese Leistung erstreckt sich über 24 Stunden und das Ergebnis ist in einem Verlaufprotokoll festzuhalten. Sie ist nicht als eine routinemäßige Leistung anzusehen und nicht bei einer gleichzeitigen Hilfe bei der Nahrungsaufnahme oder Hilfe bei der Ausscheidung zu verordnen.
spezielle Krankenbeobachtung (Nr. 24 in den RL)	Kontinuierliche Dokumentation der Vitalwerte (wie Puls, Blutdruck, Haut, Schleimhaut..) aufgrund einer schwerwiegenden Verschlechterung des Krankheitsverlaufes. Diese Leistung setz die permanente Anwesenheit einer Pflegeperson voraus und die dauernde Erreichbarkeit des Arztes. Die Krankenbeobachtung allgemein ist Bestandteil jeder pflegerischen Leistung.
Pflege des zentralen Venenkatheter (ZVK) (Nr. 30 in den RL)	Verbandwechsel der Punktionsstelle grundsätzlich mit Transparentverband und Beurteilung der Einstichstelle. Diese Leistung wurde bisher von den Krankenkassen unter dem Punkt Verbände abgerechnet, da es keine spezielle Regelung für den ZVK gab.
Infusionen, i.v. (Nr. 16 in den RL)	Beschrieben ist hier das Wechseln und erneutes Anhängen von ärztlich verordneten Infusionen und die dazugehörige Kontrolle der Laufgeschwindigkeit, der Füllmenge, Durchspülen des Zugangs und das Verschlusses. Das Legen des i.v. Zugangs, die venöse Blutentnahme und die i.v. Medikamentengabe bleibt nach wie vor ärztliche Tätigkeit.

Man kann an dieser Stelle sagen, dass ein Grossteil der Leistungen aus den Rahmenverträgen in Hessen, wenn auch in sehr veränderter Form, in den Richtlinien wiederzufinden sind. Mit Ausnahme der Leistungen:

- der allgemeinen in regelmäßigen Abständen wiederkehrenden Stomaversorgung

- des Anlegens- und Entfernens eines Urinals sowie

- der Verabreichung ärztlich verordneter Sondennahrung.

Diese sind in den Richtlinien nicht mehr zu finden, da sie der Grundpflege zugeordnet werden und damit nur noch im Rahmen der Leistung des § 37 Abs. 1 SGB V Bestandteil der GKV sind.

Der Leistungsbereich der „physikalischen Maßnahmen", der im Rahmenvertrag definiert ist, wird nicht als eigenständiger Leistungsbereich von den Richtlinien aufgegriffen. Dennoch kann man die Inhalte dieser Maßnahmen (mit Ausnahme der Anwendung von Wärme) verteilt auf die Leistungen der Richtlinien finden. Diese Leistung fällt demnach nicht aus dem Leistungsbereich der GKV, sondern ist unter anderen Bezeichnungen beschrieben.

3.2 Der Einfluss der Richtlinien auf die Pflegedienste

Das Tätigwerden eines ambulanten Pflegedienstes wird im Rahmen des § 37 SGB V der häuslichen Krankenpflege erst durch die Verordnung der Leistung durch den Arzt möglich.

Da der Arzt an die Richtlinien gebunden ist, kann er nur Leistungen verordnen, die Inhalt derselben sind. Das heißt, die ambulanten Pflegedienste können auch nur diese Leistungen erbringen. Somit richten sich die Richtlinien in erster Linie zwar an die Vertragsärzte, nehmen aber auch Einfluss auf die Pflegedienste. Die Rechtsverbindlichkeit der Richtlinien für die ambulanten Dienste wurde im Vorfeld (Punkt 2.1.4) diskutiert.

Zur Zeit werden besonders zwei Punkte der Richtlinien im Bezug auf die ambulanten Dienste kontrovers diskutiert. Dies sind zum einen die in jeder Leistung der Richtlinien enthaltenen Maßnahmen der Prophylaxe. Zum anderen ist die fehlende Kompatibilität zwischen den bestehenden vertraglichen Vereinbarungen nach § 132a Abs. 2 SGB V und den Inhalten der Richtlinien Konflikt beladen.

Pflegerische Prophylaxen sind nach den Richtlinien Bestandteil jeder verordneten Leistung in dem Umfang, wie sie zur Wirksamkeit notwendig sind (vgl. Richtlinien der häuslichen Krankenpflege 2000, Anlage Verzeichnis verordnungsfähiger Maßnahmen). In der Praxis scheint es jedoch nicht umsetzbar, mit jeder Verordnung gleichzeitig Prophylaxen zu übernehmen – besonders im Hinblick auf einen Bedarf der notwendigen Prophylaxe in einer, von der verordneten Leistung, abweichenden Frequenz.

Der Pflegedienst hat dann möglicherweise einen erheblichen Mehraufwand, kann aber nur die verordnete Leistung mit der Krankenkasse abrechnen. Gleichzeitig übernimmt dieser mit der Verordnung die Pflicht, notwendige Prophylaxen durchzuführen, also ebenfalls die Verantwortung für eine fachgerechte Ausführung der Versorgung. Damit gehen ebenso mögliche rechtliche Konsequenzen einher (vgl. *Dzulko* 2000, S. 38). Der Bundesausschuss hält für eine lückenlose Versorgung der Versicherten mit Krankenbehandlung die Prophylaxen für notwendig. Davon zeugt die Aufnahme dieses Bereiches in die Richtlinien. Er kann jedoch nicht davon ausgehen, dass diese Leistungen kostenfrei von den ambulanten Diensten erbracht werden (vgl. *Planzholz 2000 a*, S. 371). Indem der Bundesausschuss jeder Verordnung gleichzeitig die Leistung der Prophylaxe zuordnet, kommt es zu einer Bildung von Leistungskomplexen. Die Bildung solcher Komplexe ist aber (ebenso wie eine entsprechende Vergütungsvereinbarung über dieser Leistung) ausschließlich den Vertragspartnern nach § 132 a SGB V vorbehalten. Für *Plantholz* (2000) ist damit eindeutig, dass die Regelung dieser Materie allein durch die Vertragspartner Krankenkassen und Leistungserbringer vorgenommen werden kann (vgl. *Planzholz 2000 a*, S. 371).

Im Bundesland Bayern ist es aufgrund von Verhandlungsschwierigkeiten zwischen Krankenkassen und Verbänden der ambulanten Dienste zu einer Schlichterentscheidung gekommen. Der Schlichter kommt zu einem ähnlichen Ergebnis wie zuvor *Planthotz* (2000).

Aufgrund des erheblichen Zeitaufwandes für bestimmte spezielle Prophylaxen (im Gegensatz zur allgemeinen Prophylaxe), können diese nicht mit der verordneten Leistung abgegolten sein. Ebenso wird zur Lösung dieses Problems auf die Spitzenverbände der ambulanten Pflegedienste und Krankenkassen verwiesen. (vgl. Schlichterentscheidung des Bayrischen Landessozialgerichtes, ergangen durch Schlichter H. Göppel, am 19.12.2000 [31]).

Das Bundesgesundheitsministerium sieht in den Richtlinien keine rechtliche Beanstandung für den Bereich der Prophylaxen. Jedoch bedarf es einer Regelung der Vergütung dieser Leistung, um die Bestimmungen der Richtlinien auch umsetzen zu können und eine ausreichende Versorgung der Versicherten insbesondere bei der Dekubitusprophylaxe zu gewährleisten. Auch das Ministerium spricht von einer Lösung im Rahmen des Bereiches des § 132a (vgl. Bundesgesundheitsministerium 2000 Internetseite vom 22.5.2000).

Ebenso von Bedeutung für die ambulanten Pflegedienste ist die Frage der Vergütung der Leistungen der Richtlinien im Einzelnen. In den zur Zeit gültigen Verträgen über die Vergütung sind die Leistungen der oben zugeordneten Kategorien B und C nicht in dieser Form beschrieben, also auch keine Preise darüber vereinbart. Es müssen demzufolge die Verträge nach § 132 a den Richtlinien entsprechend überarbeitet werden.

3.3 Die Richtlinien als Grundlage für neue Vertragsverhandlungen zwischen Krankenkassen und Leistungserbringern

Die Überarbeitung betrifft insbesondere den Inhalt der Verträge sowie die Anpassung der Vergütungsregelungen an das Verzeichnis verordnungsfähiger Leistungen.

Das Vertragsverhältnis zwischen diesen beiden Parteien kann nach Engel als ein privatrechtlicher Dienstvertrag angesehen werden (vgl. *Engel* 1998, S. 69 und *Richter, Wülfing* 1998, S. 40). Ein Urteil des Bundesgerichtshofes vom 25.6.1991 (BGHZ 97, 312 [313, 314]) bestätigt, dass es sich bei diesen Verträgen um sogenannte „Beschaffungsverträge" handelt und diese von dem gesetzlichen Versicherungsverhältnis zu trennen sind. Die Krankenkassen begeben sich somit beim Abschluss dieser Verträge in den Bereich des Privatrechts. *Richter* nennt den Vorteil für die ambulanten Dienste in der damit verbundenen Anwendung des Kartellrechts und der Tatsache, dass damit die Krankenkassen ihre Monopolstellung bei der

Wahl der Vertragspartner nicht ausnutzen dürfen (vgl. *Richter, Wülfing* 1998, S. 41).

Die Vormachtstellung der Krankenkassen wird deutlich, wenn § 132a Abs. 2 von den Krankenkassen nicht im Sinne des Gesetzgebers interpretiert wird. Der Paragraph spricht von einer „Auswahl der Leistungserbringer", womit die Krankenkassen aus dem Gesamtspektrum der Pflegedienste eine Auswahl treffen können. Hierbei kann aber nicht, der notwendige Bedarf an Anbietern als das Kriterium von den Krankenkassen herangezogen werden, sondern allein der Nachweis des Anbieters über dessen Wirtschaftlichkeit und Fachkompetenz (vgl. *Frings* 1999, S. 27–28).

Ein möglicher Nachteil dieser Form der Verträge besteht darin, dass es Gerichten im Rahmen der Vertragsfreiheit untersagt bleibt, bei uneinheitlichen Meinungen über eine leistungsgerechte Vergütung bestimmter Leistungen, diese festzulegen (vgl. *Planzholz 2000 a*, S. 368).

3.3.1 Interessen der ambulanten Dienste contra Krankenkassen

Vertragsverhandlungen zwischen Krankenkassen und Anbietern ambulanter Krankenpflege gestalten sich regelmäßig problematisch.

Besonders im Hinblick auf die Vergütung der Leistungen können keine oder nur schwierige Einigungen getroffen werden. Dass hier Interessenkonflikte auftreten, liegt auf der Hand. Die Krankenkassen wollen im Zuge von Einsparungen im eigenen Haushalt möglichst wenig für eine Leistung vergüten. Die Pflegedienste bzw. deren Berufsverbände stehen für eine, den ambulanten Diensten vorteilhafte Entlohnung der Leistungen ein.

Im SGB V (insbesondere im § 92) ist von einer ausreichenden, zweckmäßigen und wirtschaftlichen Versorgung der Versicherten mit Leistungen der häuslichen Krankenpflege die Rede. Der Anwender dieses Gesetzes muss sich aber auch vor Augen führen, dass man der Forderung nach Wirtschaftlichkeit, im Sinne des ökonomischen Prinzips, auf zwei verschiedene Arten nachkommen werden kann. Zum einen dem Gebot mit einem bestimmten Einsatz von Mitteln das bestmögliche Ergebnisses zu erzielen (Maximalprinzip). Zum anderen, über das Gebot der Erreichung eines bestimmten Ergebnis mit möglichst geringem Einsatz von Mitteln (Minimalprinzip) (vgl. Neugebauer 1996, S. 27).

Engel (1998*)* sieht eine mögliche Ursache in der Anwendung des Begriffes der Wirtschaftlichkeit. Die Kassenvertreter legen bei den Verhandlungen Wert darauf, die Preise möglichst gering zu halten (also eher das Minimalprinzip) und begründen dies mit ständig steigenden Ausgaben der GKV. Wirtschaftlichkeit kann deshalb für die Kassen nur die Aushandlung möglichst geringer Preise sein, um diesen Anstieg gering halten zu können. Die ambulanten Dienste müssen, um wirtschaftlich arbeiten zu können, Preise erzielen, die die anfallenden Kosten decken und auch das unternehmerische Risiko, welches jeder Selbstständige trägt, aufwiegen (vgl. *Engel* 1998, S. 69). Eine an jedes Unternehmen angepasste, Einzelfestsetzung der Gebühren wäre für die Leistungserbringer deshalb von Vorteil. Jedoch ist diese Form der Vergütung in der Praxis nicht zum Einsatz gekommen. Vielmehr schließen die Krankenkassen bevorzugt Verträge, deren Inhalt eine pauschale Vergütung ist, mit der Mehrheit der Leistungserbringer ab.

Es stellt sich also die Frage, wie eine annähernd angemessen Vergütung einzelner Leistung in der häuslichen Krankenpflege ermittelt werden kann, die für möglicht viele Pflegedienste wirtschaftliches Arbeiten anbietet.

Einen ersten Ansatzpunkt sehen die Autoren *Frings* und *Ludemann* (1994) in der Forderung nach einer Vergütung in Höhe der anfallenden Stundensätze, bezogen auf den tariflichen Personalkostenfaktor. Dazu kommen die üblichen Betriebs- und Nebenkosten, die etwa 20–40 Prozent der Personalkosten ausmachen. Im Sinne der kostendeckenden Vergütung müssen sich die Kosten einer Leistung mindestens einmal daran messen (vgl. *Frings, Ludemann* 1994, S. 43). Hierbei tritt jedoch schnell ein grundlegendes Problem auf. Es ist nämlich weder theoretisch noch praktisch denkbar, Preise zu fixieren, die solchen Vorstellungen bezüglich der Kostendeckung gerecht werden – auch unter diesen angenommenen Ansatzpunkten. Dazu kann man zunächst die in der Betriebswirtschaft übliche Aufteilung der Kosten in Fixkosten bzw. variable Kosten betrachten (vgl. *Wöhe* 1996, S. 521 ff und *Klook, Sieben, Schildbach* S. 42). Fixkosten haben als bestimmendes Kriterium die Unabhängigkeit von der Beschäftigungssituation des Unternehmens. Dies könnten im Falle eines Pflegedienstes z. B. die

Kosten für Miete der Geschäftsräume oder wesentliche Teile der Fahrzeug-kosten sein. Zu diesen Kosten kommen weitere, welche sich den einzelnen Leistungen nicht direkt zuordnen lassen; ein bedeutender Teil der Perso-nalkosten fällt in diesen Bereich. Im Rahmen der Kostenrechnung fasst man diese mit den Fixkosten zusammen und spricht von Gemeinkosten. Bestimmendes Merkmal dieser Gemeinkosten ist, dass sie nicht direkt einer bestimmten Leistung des Unternehmens zuzuordnen sind.

Aus dieser Problematik ergibt sich, dass man tatsächliche Preise für einzel-ne Leistungen nicht bestimmen kann. Es existiert zwar eine Reihe von Kostenrechnungssystemen (Divisionskalkulation, Deckungsbeitragsrech-nung, Prozesskostenrechnung, Grenzplankostenrechnung, etc.) (vgl. *Ewert, Wagenhofer* 2000, Kapitel 12), welche eine Bestimmung von Preisen er-möglichen. Gerade diese Vielzahl von Verrechnungssystemen zeigt aber auch, dass es nicht möglich ist, auch nicht innerhalb eines Unternehmens, die „echten" Kosten für ein Produkt bzw. eine Dienstleistung zu bestim-men. Der Grund ist: Jede Zurechnung der Gemeinkosten auf die einzelnen Produkte erfolgt letztlich willkürlich.

Um so mehr ist es unmöglich, landes- oder gar bundesweit einheitlich Prei-se für Leistungen festzulegen. Ländliche Pflegedienste haben ganz andere Kostenstrukturen als städtische und das Preisniveau in München ist ein gänzlich anderes als beispielsweise jenes an der Mecklenburgischen Seen-platte. Es unterscheiden sich also nicht nur die von den Diensten zu zahlen-den Preise, auch die Struktur der Kosten ist eine gänzlich andere. Hinzu kommt noch, dass die Größe der Pflegedienste eine entscheidende Rolle bezüglich der Kostenstruktur spielt. Fixkostendegressionseffekte (siehe zu einer Erläuterung dieser die Anlage B) führen bei größeren Diensten zum Sinken der Kosten pro erbrachter Leistung. (Dies sind die in der mikroöko-nomischen Literatur beschriebenen „Economies of Scale") Allgemein ha-ben also große Betriebe tendenziell günstigere Kostenstrukturen als kleine. Die Beschreibung empirischer Untersuchungen zum Bereich der optimalen Unternehmensgröße findet sich bei *Feess* (vgl. *Fees* 1997, S. 148).

Orientieren sich die Krankenkassen also an möglichst niedrigen Kosten, so werden viele Dienste aufgrund ihrer spezifischen Kostenstruktur nicht in der Lage sein, wirtschaftlich zu arbeiten. Auf Dauer ist zu erwarten, dass je härter die Preisforderungen der Kassen werden, immer mehr Dienste insolvent werden. Dies führt dann zu einer deutlichen Steigerung der Größe der verbleibenden Pflegedienste. Hierdurch werden zum einen die Kosten sinken, zum anderen wird auch die Verhandlungsmacht der Dienste steigen. Begründen lässt sich dies durch Größe und durch eine tendenzielle regionale Monopolisierung auf Seiten der Pflegedienste (zur Monopolisierung siehe *Kreps* 1994 Kapitel 9).

Für den Krankenhausbereich wurde mittels einer empirischen Studie der Versuch unternommen, Preise für Leistungen unter ökonomischen Gesichtspunkten zu ermitteln. Ein Ergebnis dieser Untersuchung ist die Unlösbarkeit, den Faktor der Pflegequalität in die Preise einfließen zu lassen (vgl. *Kuntz, Scholtes* 1999, S. 206). Dies lässt sich durchaus auch auf den ambulanten Bereich übertragen.

Wird dennoch in der Praxis an der pauschalen Vergütung (trotz der fehlenden Möglichkeit der korrekten Preisbestimmung) festgehalten, müssen weiter Anhaltspunkte gefunden werden. Dabei ist es wichtig, festzustellen, wie viel Zeit für die zu vergütende Leistung benötigt wird. In einer Studie der Robert Bosch Stiftung aus dem Jahre 1991 wurde ein Leistungskatalog mit dem Ziel erstellt, einen Überblick darüber zu geben, was in der ambulanten Pflege geleistet wird. Man wollte für die entsprechenden Leistungen Zeitwerte im Bezug auf deren Dauer ermitteln. Die Erhebung wurde in sieben Sozialstationen durchgeführt. In jeder Sozialstation wurde die Dauer der Verrichtung verschiedener Pflegeleistungen im Einzelnen ermittelt und ein Durchschnittswert gebildet (vgl. *Wohlleber, Frank-Winter, Kellmayer* 1991, S. 156–226). Auf ähnliche Weise könnten Daten, im Bezug auf die durch die Richtlinien neu definierten Leitungen, ermittelt werden und als eine Verhandlungsgrundlage bei Vergütungsverhandlungen dienen.

Für die Krankenkassen ist dieser kostendeckende Faktor weniger von Bedeutung. Hier steht die Einsparung von Kosten im Vordergrund. Ein Argument der Krankenkassen ist der vom Bundesgesundheitsministerium, jeweils zum 15.9. eines Jahres, vorgegebene Satz der Veränderungsrate für die Ausgaben der GKV des gesamten Bundesgebietes. Damit sind die Vertreter der Krankenkassen von vorn herein an bestimmte Preisgrenzen gebunden. Eine Erhöhung der Vergütung von Leistungen des § 37 führt aber zu höheren Gesamtausgaben der Krankenkassen und damit zwangsläufig zur Anhebung der Beiträge für die Versicherten. Die Sicherung der finanziellen Stabilität der GKV steht als Gemeinwohlaufgabe im Vordergrund. (vgl. Stellungnahme der Verbände der Krankenkassen im: Schlichtungsentscheidung des Bayrischen Landessozialgericht, erlassen von Schlichter H. Göppel, am 19.12.2000 [10])

Auf der Grundlage dieses Interessenkonflikts finden die Vertragsverhandlungen regelmäßig statt.

3.3.1.1 Welchen Interessen ist Vorrang zu geben?

Da zwei unterschiedliche Standpunkte zusammentreffen, die eine Preisfestlegung in die jeweils entgegengesetzte Richtung vertreten, stellt sich die Frage, welcher der Interessen möglicherweise der Vorrang einzuräumen ist.

Die Gesundheitsreform 2000 verfolgt die Priorität der Beitragsstabilität. Demnach hat der Grundsatz der Beitragsstabilität auch dann noch Bestand, wenn keine Einigung zwischen den Vertragsparteien getroffen werden kann. (vgl. Bundesgesundheitsministerium 2000, 37–38).

Trotz dieser Einschätzung des Ministeriums, kommt der Schlichterspruch des Bayrischen LSG vom 19.12.2000 zu der Erkenntnis, dass eine Anpassung der Vergütungen von Leistungen der häuslichen Pflege an die Preisentwicklung in Deutschland vorzunehmen ist, um eine ausreichende Versorgung der Versicherten zu gewährleisten. Die Vergütungen zwischen den Krankenkassen und Pflegediensten sind bisher nicht unter betriebswirtschaftlichen Gesichtspunkten betrachten worden. Nur so kann der geringe Anstieg der Preise für erbrachte Leitungen in den letzten sechs Jahren gedeutet werden. Gleichzeitig sind die Löhne und Nebenkosten in den ambulanten Diensten angestiegen (vgl. Schlichterentscheidung des Bayrischen Landessozialgerichtes, ergangen durch Schlichter H. Göppel, am 19.12.2000 [23]).

Sodan (1998) setzt der Beitragsstabilität das Verhältnismäßigkeitsprinzip entgegen, nach dem eine Leistung in einer äquivalenten, angemessenen Gesamt- bzw. Einzelvergütung anzusetzen ist (vgl. *Sodan* 1998, S. 504). An dieser Stelle kann nicht eindeutig der einen oder anderen Position ein Vorzug gegeben werden, vielmehr stehen sich beide als durchaus berechtigte Standpunkte gegenüber.

3.3.1.2 Ungleichgewicht bei den Vertragsverhandlungen

Zunächst einmal soll die Aussage von *Engel* (vgl. *Engel*, 1998, S. 69) festgehalten werden, dass es keinen freien Wettbewerb und keinen freien Markt im Sinne der Sozialen Marktwirtschaft im Bereich der häuslichen Krankenpflege geben kann. Dies liegt sicher auch daran, dass die Krankenkassen durch die Bindung des größten Teils der Versicherten eine marktbeherrschende Stellung in der häuslichen Krankenpflege einnehmen. Die Leistungserbringer sind auf die Verträge mit den Krankenkassen angewiesen, da der Anteil an Privatkunden, die auch ohne diese Verträge von ambulanten Anbietern versorgt werden könnten, nicht ausreicht, um existieren zu können.

Bei den Verhandlungen können sich beide Parteien grundsätzlich auch durch Dritte vertreten lassen, was sich in der Praxis auch bewährt hat. Hier schließen auf Landesebene die Verbände der Krankenkassen auf der einen Seite und die Arbeitgeberorganisationen der Pflegedienste auf der anderen Seite sogenannte Rahmenverträge ab. Eine Verpflichtung, in dieser Form die Verträge einzugehen besteht allerdings nicht (vgl. *Engel* 1998, S. 69).

Der Vorteil für die ambulanten Dienste, ihre Verträge mit den Krankenkassen in Form der Rahmenverträge einzugehen besteht darin, nicht mit jeder Kasse direkt verhandeln zu müssen und dies auch nicht persönlich sondern durch den vertretenden Verband tun zu müssen. Mit der Verhandlung über die Verbände lässt sich eine größere Verhandlungsmacht herstellen als bei einem ambulanten Pflegedienst alleine.

Möglicherweise profitieren auch die Anbieter, die nicht Mitglieder in den entsprechenden Verbänden sind, von jenen Rahmenverträgen. Hier kommt der oben genannte Vorteil des privatrechtlichen Vertrages zum Zuge und die damit verbundene Anwendung des Kartellrechtes. Nach Meinung von *Frings* verbietet es der Gleichheitsgrundsatz den Krankenkassen nach Abschluss eines Vertrages gemäß § 132a, mit andern Anbietern niedrigere Vergütungssätze abzuschließen (vgl. *Frings* 1999, S. 30). Dafür spricht auch ein Urteil des OLG Brandenburg. Ein Betreiber eines ambulanten

Pflegedienstes klagte hier gegen die Praxis, dass Sozialstationen der Region günstigere Konditionen für die erbrachten Leistungen von der verklagten Krankenkasse erhielten. Die Klage hatte Erfolg, mit der Begründung, dass gleichartige Unternehmen nicht ohne sachlich gerechtfertigten Grund eine unterschiedliche Behandlung erfahren dürfen. Als negative Konsequenz dieses Urteils bleibt der Schluss der Krankenkasse, die Preise der Vergütung der Sozialstationen der Region abzusenken, um so der geforderten Gleichbehandlung der Unternehmen nachzukommen (vgl. *OLG Brandenburg AZ: 6 Kart. U2/98 [5]*, sowie *Trefz* 2000, S. 64).

Grundsätzlich kann für die Praxis davon ausgegangen werden, dass die Krankenkassen in den Vertragsverhandlungen größere Möglichkeiten haben sich durchzusetzen als die Gegenseite der Leistungsanbieter. Durch den Zusammenschluss mehrerer Pflegedienste in einem Berufsinteressenverband wird dieses Ungleichgewicht nicht gänzlich, aber doch in erkennbarer Weise ausgeglichen.

Von diesem Kräfteungleichgewicht zeugen Praktiken der Krankenkassen im Umgang mit Kündigungen und Abschlüssen der oben genannten Leistungserbringerverträge. So kündigte eine Krankenkasse den Leistungserbringervertrag nach § 132a in Form einer ordentlichen Kündigung und bot den entsprechenden Pflegediensten einen neuen Vertrag an. der sich durch erhebliche Abstrichen in der Vergütung der zu erbringenden Leistungen gegenüber dem bisher geltenden Vertrag auszeichnete. Die Krankenkasse kündigte an, dass, wenn bis zu einer bestimmten Frist keine Einigung erzielt werde, die Dienste dann auch nicht mehr berechtigt seien, Versicherte ihrer Kasse zu versorgen bzw. Leistungen abzurechnen (vgl. *Planzholz 2000 a*, S. 206).

3.3.2 Alternativen zur Festlegung einer angemessenen Vergütung

Mit Inkrafttreten der Richtlinien zur häuslichen Krankenpflege im Jahr 2000 ist der Prozess der Verhandlungen erneut ins Rollen gekommen und zeigt sich in der Praxis als sehr konfliktbeladen. Bei der Vereinbarung von Rahmenverträgen ist es in einigen Bundesländern bis Januar 2001 zu keiner Einigung gekommen. Ein Grund sind die oben genannten unterschiedlichen

Vergütungsvorstellungen für die durch die Richtlinien neu formulierten Leistungen.

Plantholz (2000b) nennt einige Vorschläge, wie dieser Konflikt behoben werden kann.

Hier könnte durch eine Pflichtmitgliedschaft aller ambulanten Dienste, wie am Beispiel der Kassenärztlichen Vereinigung, eine paritätische Verhandlungssituation geschaffen werden. Diese Vereinigung der ambulanten Dienste, welche von ihrer Konstitution her einen öffentlich–rechtlichen Verband ergeben würde, verhandelt dann über die Gesamtvergütungen mit den Krankenkassen bzw. den Verbänden der Ersatzkassen. Die Vorgabe einer Pflichtmitgliedschaft müsste aber von Seiten des Gesetzgebers errichtet werden. Deshalb scheint für *Plantholz* dies nicht der „Königsweg" zu sein (vgl. *Plantholz* 2000b, S. 212).

Eine weitere Möglichkeit einer Regelung der Vergütung von Leistungen nach § 37, könnte die Einrichtung einer Schiedsstelle sein. An dieser Stelle wird eine leistungsgerechte und wirtschaftliche Vergütung mittels Sachverständiger gefunden. Auch diese Vorgehensweise bedarf der Initiative des Gesetzgebers. Im Bereich der Pflegeversicherung ist die Instanz der Schiedsstelle geschaffen (vgl. § 76 SGB XI). Diese ist möglicherweise auch im Bereich des SGB V notwendig und sinnvoll (vgl. *Plantholz* 2000b, S. 211 und S. 213).

Den Weg der Schiedsspruchentscheidung sind die Vertragspartner in Bayern gegangen. Voraussetzung dafür war, dass beide Parteien mit einer Lösung des Konfliktes mittels Schiesstelle einverstanden waren. Die Inhalte werden in Bayern seit dem 1.1.2001 umgesetzt und haben die Wirkung eines Vertrages (vgl. Schlichterspruch des bayrischen LSG, ergangen durch H. Göppel, am 19.12.2000).

4 Veränderungen in der Praxis durch die Richtlinien?

In den vergangenen Jahren bis zum Inkrafttreten der Richtlinien (Mai 2000), war der Umgang der gesetzlichen Krankenkassen mit dem Anspruch ihrer Versicherten auf Leistungen nach § 37 SGB V regional sehr unterschiedlich. Trotz der Vorlage einer ärztlichen Verordnung wurden Leistungen gestrichen, verweigert oder eine schon geleistete Verrichtung nicht bezahlt (vgl. *Richter 2000 a*, S. 8). Es wurden in der Vergangenheit immer mehr Leistungen, die in der Zeit zuvor noch Leistungen der häuslichen Krankenpflege waren, innerhalb kurzer Zeit nicht mehr genehmigt. Es soll nun aufgezeigt werden, um welche Leistungen es sich dabei in der Vergangenheit handelte und einige Ablehnungsgründe sollen kritisch hinterfragt werden. Diese Tendenzen der Vergangenheit werden mit der gegenwärtigen Ablehnungspraxis verglichen. Des Weiteren wird dargestellt, welche Probleme der Vergangenheit gelöst worden sind und welche Probleme mit den Richtlinien verbunden sind – also neu auftreten.

Zu diesem Zweck wurde eine Kurzerhebung in einer ambulanten Einrichtung in Hessen durchgeführt.

4.1 Darstellung der Kurzuntersuchung

Durch die Erhebung von Stichproben aus Verordnungen gemäß § 37 SGB V sollen mögliche Veränderungen im Umgang mit Verordnungen nach § 37 SGB V aufgezeigt werden. Als Vergleichzeitraum dienen drei Quartale (Juli 1999 bis März 2000), in denen die Richtlinien noch keine Anwendung fanden. Jenem wird der Zeitraum Juli 2000 bis Dezember 2000 gegenübergestellt, in denen die Richtlinien umgesetzt wurden.

In diesem Zusammenhang sollen gleichzeitig Widersprüche in der Ablehnungspraxis und dem gesetzlichen Anspruch auf Leistungen der häuslichen Krankenpflege beleuchtet werden. Im Falle vorgefundener Ablehnungsfehler ist der Frage nach zu gehen, auf welcher Seite (Leistungserbringer bzw. Krankenkassen) diese zu suchen sind. Durch die Daten soll außerdem festgestellt werden, ob Leistungen von den verschiedenen Krankenkassen

60

in gleicher Weise abgelehnt oder genehmigt wurden und ob eine Gleichbe-handlung der Versicherten somit gegeben ist.

Um diese Fragestellung zu bearbeiten, bietet sich die Methode der Stich-probenerhebung an. Erhoben wurden Daten aus Verordnungen in einer am-bulanten Einrichtung mit einem Patientenpotential von 95 bis 100 Patienten im Jahr. Von diesen zu betreuenden Patienten erhalten etwa 60 % Leistun-gen nach § 37.

Die zugrunde gelegten Daten beziehen sich auf sämtliche ärztliche Verord-nungen nach § 37 SGB V der Zeiträume Juli 1999 bis März 2000 sowie Juli 2000 bis Dezember 2000 in dieser Einrichtung. Aufgrund vorliegender Literatur (vgl. *Friedrichs* 1990, S. 123–153 und *Kromrey* 1995, S. 187–229) erfolgte die Erstellung eines Analyseraster zur Erhebung der Daten. (Analyseraster siehe Anhang C) Mittels diese Rasters sind alle abgelehnten Verordnungen erfasst und nach Kategorien ausgewertet worden.

Zunächst wurde eine Häufigkeitsauszählung aller Verordnungen und Ab-lehnungen vorgenommen. Die abgelehnten Leistungen sind nach folgenden Gesichtspunkten ausgewertet:

1. Art der abgelehnten Leistung

2. Angegebene Gründe der Ablehnung

3. Wurde die entsprechende Leistung von einer anderen Krankenkasse erstattet?

Innerhalb der abgelehnten Leistungen erfolgte ebenfalls eine Häufigkeits-auszählung.

Für die genehmigten Verordnungen ist nach dem Vermerk „nur als alleini-ge Leistung abrechenbar" untersucht und ausgewertet worden. Alle geneh-migten Verordnungen sind in ihrer Gesamtheit erfasst und pauschal gezählt.

Aufgrund der Fragestellung war die Erbung zu zwei verschiedener Zeit-punkten notwendig. Diese wurden zunächst voneinander unabhängig nach den oben genannten Punkten ausgewertet. Eine Gegenüberstellung zum Zweck der Interpretation und Auswertung erfolgte in einem abschließenden Schritt der Erhebung.

Da mit dem Zeitpunkt der Erhebung erst zwei vollendete Abrechnungs-
quartale in der Einrichtung erfasst waren, sind in diesem Erhebungszeit-
raum nur sechs Monate erfasst. (In Hessen werden die Richtlinien erst seit
dem 1.7.2000 umgesetzt.)

Die geringe Menge an untersuchten Verordnungen (n = 468) lässt mit Si-
cherheit keine statistische Auswertung zu, jedoch kann hier auf Tendenzen
und Richtungen im Umgang mit den Richtlinien aufgezeigt werden. Ebenso können hieran einige Vor- und Nachteile der Richtlinien diskutiert werden. (Die Grundgesamtheit an ärztlichen Verordnungen in Hessen kann
nicht festgestellt werden, da es dazu keine von allen Krankenkassen Hessens geführte Statistik gibt.)

Eine Anfrage in einem weiteren Pflegedienst zu dem Zweck, diese Untersuchung in einer weiteren ambulanten Einrichtung durchzuführen, führte zu
der Erkenntnis, dass es hier keine abgelehnten Verordnungen nach Inkrafttreten der Richtlinien mehr gab. Der Grund hierfür ist im veränderten Umgang mit den Verordnungen zu finden. Verordnungen, die von vornherein
eine Ablehnung erwarten lassen, werden nicht bei der Krankenkasse eingereicht oder es wird über diese Leistung vor der Einreichung mit der Krankenkasse verhandelt. So erhalten die Verordnungen die Zustimmung vorab.

Da in dieser Kurzerhebung der Vergleich zwischen abgelehnten Leistungen
vor und nach Einführung der Richtlinien von Bedeutung ist, wurde hier
keine Erhebung durchgeführt.

Im nun folgenden Teil möchte ich auf die Inhalte der Kurzerhebung näher
eingehen.

4.2 Ablehnung von Leistungen durch die Kostenträger vor dem 1.7.2000

In diesen drei Quartalen konnten insgesamt 283 Verordnungen auf Leistungen gemäß § 37 SGB V untersucht werden. Von den Verordnungen waren insgesamt 44 Leistungen von den Krankenkassen abgelehnt. In den
einzelnen Quartalen sah die Verteilung der Ablehnungen folgendermaßen
aus:

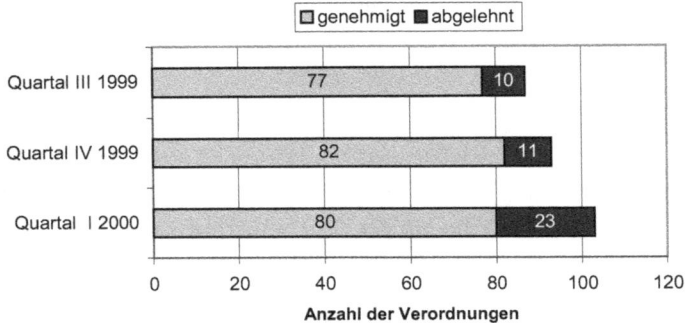

Abbildung 3:
Zugrunde liegende Verordnungen der Quartale III, IV 1999, I 2000 (n = 283)

4.2.1 Abgelehnte Leistungen innerhalb der häuslichen Krankenpflege

Um Tendenzen für abgelehnte Leistungsarten erkennen zu können, ist die Auswertung der zugrundegelegten Verordnungen nach Leistungsart und deren Häufigkeit der Ablehnung notwendig. Dies erbrachte folgende Ergebnisse:

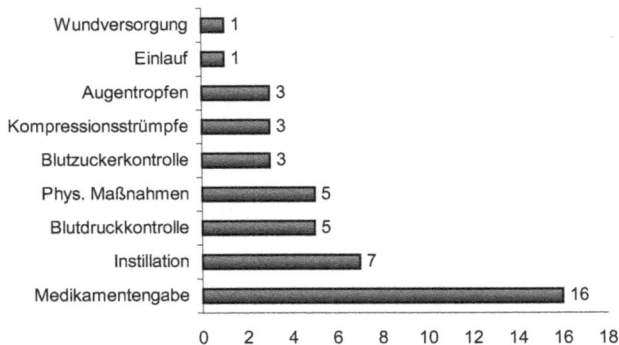

Abbildung 4
Häufigkeitsverteilung der Maßnahmen aus abgelehnten Verordnungen
der Quartale III, IV 1999, I 2000 (n = 44)

Auffallend war in diesen drei Quartalen auch, dass 26 Verordnungen über eine Medikamentengabe bzw. Überwachung mit dem Vermerk „nur als alleinige Leistung erstattungsfähig" von den Krankenkassen zurückkamen. D.h. die Leistung der Medikamentengabe wurde dann abgelehnt, wenn der Versicherte neben dieser Leistung auch andere Verordnungen oder Leistungen des SGB XI erhielt. Dies verhielt sich gleichermaßen bei 5 Verordnungen über Insulingaben.

4.2.2 Begründungen für die Ablehnung dieser Leistungen

Weitere Auswertungspunkte in den Verordnungen waren die Begründungen der Krankenkassen bei nicht genehmigten Leistungen. Von den 44 abgelehnten Verordnungen waren auf dem zurückgesendeten Formular nur in zehn Fällen genauere Angaben über die Gründe der Ablehnung vermerkt. Alle anderen Verordnungen waren lediglich mit dem Standard „nicht genehmigt" versehen. Die angegebenen Begründungen (Originaltexte der Verordnungen) waren im einzelnen:

1. Beantragte Leistung: Medikamentengabe 2x täglich, 7x in der Woche. Begründung der Ablehnung: „Medikamentengabe nur als alleinige Leistung abrechenbar, bei zusätzlichen anderen Leistungen durch die Pflegeversicherung ist eine Kostenübernahme für Medikamentengabe leider nicht möglich."

2. Beantragte Leistung: Medikamentengabe 2x täglich, 7x in der Woche. Begründung der Ablehnung: „häusliche Krankenpflege hat das Ziel ärztliche Behandlung sicherzustellen und umfasst medizinische Leistungen, die nicht vom Arzt erbracht werden können. Die Kosten können nur dann übernommen werden, wenn keine andere im Haushalt lebende Person die Behandlungspflege durchführen kann. Sie erhalten Geldleistungen aus SGB XI, daneben ist eine Medikamentengabe nicht abrechenbar."

3. Beantragte Leistung: Medikamentengabe 2x täglich, 7x in der Woche. Begründung der Ablehnung: „einfache Maßnahmen der Behandlungspflege können der Grundpflege zugeordnet werden, hier ist keine Pflegefachkraft notwendig."

4. Beantragte Leistung: Physikalische Maßnahme (Einreibung mit Panthogenat Salbe). Begründung der Ablehnung: „dient in erste Linie der Rückfettung der Haut und ist somit der Grundpflege zuzuordnen."

5. Weitere 5x wurde die beantragte Leistung Medikamentengabe mit der Begründung: „nur als alleinige Leistung abrechenbar" nicht genehmigt.

6. Beantragte Leistung Blutdruckkontrolle 3x wöchentlich. Begründung der Ablehnung: „nur als alleinige Leistung abrechenbar."

4.2.3 Beurteilung und Interpretation der Ergebnisse

Betrachtet man die ausgewerteten Verordnungen, stellt man eine deutliche Häufung von Ablehnungen der Leistung Medikamentengabe fest. Ebenso auffallend sind die Verordnungen mit der Bemerkung Medikamentengabe nur als alleinige Leistung abrechenbar. Die Begründungen der Krankenkassen verweisen darauf, dass die Medikamentengabe zu den Leistungen der „einfachen Behandlungspflege" zählt und deshalb entweder vom Versicherten selbst oder den Angehörigen zu erbringen ist. Die Medikamentengabe wurde auch dann abgelehnt, wenn neben dieser Leistung z.B. Leistungen der Pflegeversicherung oder andere Leistungen der häuslichen Krankenversicherung erbracht wurden. Ebenso verhält es sich mit der Verordnung von Blutdruckkontrolle sowie ansatzweise bei Verordnungen der Insulingabe. Es handelt sich hierbei um Leistungen bei denen von Seiten der Krankenkassen ein zeitlich geringer Aufwand angenommen wird sowie die Auffassung, dass bei der Ausführung dieser Leistungen keine Pflegefachkraft notwendig ist. Demnach kann beim Erbringen anderer Leistungen diese nebenbei erledigt werden. Jedenfalls kann die Aussage: „nur als alleinige Leistung abrechenbar" so verstanden werden.. Mit der Zuweisung der Medikamentengabe zur „einfachen Behandlungspflege" findet nun nicht mehr nur eine Unterteilung von Leistungen in Grund- und Behandlungspflege statt, sondern es wird eine dritte Einteilung vorgenommen.

Es stellt sich hier die Frage, warum im Bereich der Krankenhausversorgung, die Medikamentengabe als Teil der Aufgabe von Pflegefachkräften gefordert ist, dies aber nicht für die ambulante Versorgung der Versicherten gilt.

Ebenso ist hervorzuheben, dass viele Leistungen von den ambulanten Diensten nicht beantragt wurden, da eine Ablehnung voraussehbar war. Dies sind insbesondere Leistungen wie Medikamentengabe oder Blutdruckkontrollen. Sie werden dennoch von den Pflegediensten erbracht, den Krankenkassen jedoch nicht in Rechnung gestellt. Wie groß die Bedeutung für die Praxis ist, wenn eine Zuweisung bestimmter Maßnahmen in den Bereich der einfachen Behandlungspflege erfolgt und eine Ablehnung Seitens der Krankenkassen damit gleichzeitig einhergeht, macht die Tatsache deutlich, dass vom Sozialgericht Duisburg einer Sprungrevision stattgegeben wurde. Im zu verhandelnden Fall wurde über eine Kostenübernahme für die Leistung der Medikamentengabe entschieden (vgl. *BSG, NDV-RD 2000 101 [101]*).

Ebenso kritisch ist die Auffassung der Krankenkassen zu sehen, wenn diese Verordnungen ablehnen aufgrund des Bezugs von Geldleistungen der Pflegeversicherung. Wie das Beispiel 2 der Originaltexte der Verordnungen zeigt, wird die Medikamentengabe dann abgelehnt, wenn Geldleistungen der Pflegversicherung bezogen werden und die Annahme einer im Haushalt Pflegeperson damit verbunden wird.

Es drängt sich bei Betrachtung der vorgefundenen Ablehnungspraxis die Annahme auf, dass zunehmend Leistungen der Krankenversicherung in den Zuständigkeitsbereich der Pflegversicherung verschoben werden sollen und somit der Versuch unternommen wird, steigende Kosten der GKV zu senken.

Entgegen der bisher geschilderten kritischen Betrachtung der Ablehnungspraxis der Krankenkassen möchte ich dennoch erwähnen, dass nicht generell jede Ablehnung strittig ist. Hier sei auf das oben genannte Beispiel 4 der Originalaussagen der Verordnungen verwiesen. Bezogen auf die Ausführungen unter 2.1.4, sind alle vom Bundesausschuss erlassenen Richtlinien für alle Beteiligten verbindlich, demnach auch die Richtlinien zur Verordnung von Arzneimitteln (vgl. § 92 Abs. 1 Satz 2 SGB V). Darin werden Arzneimittel festgelegt, die vom Arzt auf kosten der GKV verschrieben werden können. Im genannten Fall handelt es sich nicht um ein in den Richtlinien über die Verordnung der Arzneimittel aufgeführtes Präparat (Panthogenat Salbe). Folglich musste das Medikament vom Versi-

cherten selbst gezahlt werden. Das Auftragen dieses Präparates kann demnach nicht zu Kosten der GKV erfolgen. Fraglich ist dann aber auch, ob
diese Leistung im Rahmen der Pflegeversicherung erbracht werden kann.
Eine konsequente Schlussfolgerung kann nur die Kostenübernahme durch
den Versicherten sein.

4.2.4 Die Problematik der Differenzierung von „Behandlungspflege" und „einfacher Behandlungspflege"

Die viel diskutierte Problematik der Einteilung von pflegerischen Maßnahmen wird in der Literatur schon längere Zeit geführt.

In der Vergangenheit wurde mit der Einführung des Begriffes der „einfachen" Behandlungspflege, und zwar insbesondere im ambulanten Pflegebereich, die Problematik der Zuordnung entsprechender Leistungen ver-
schärft. Da dies Auswirkungen auf die Umsetzung des Leistungsanspruches
der Versicherten und die Erbringung der Leistungen durch die Pflegedienste hat, wird an dieser Stelle genauer auf die Herkunft dieses Begriffs
„einfache Behandlungspflege" eingegangen. Es wird jedoch keine grund-
sätzliche Diskussion über den Sinn der Zuordnung Grund- – Behandlungspflege geführt, sondern es werden einige Probleme der sozialrechtlichen
Seite darstellen.

In der ambulanten Pflege hängt von dieser Zuordnung die Finanzierung
von Leistungen ab (vgl. *Drerup* 1996, S. 34). Zum alleinigen Zuständigkeitsbereich der Krankenkassen zählt die Leistung der Behandlungspflege,
wo hingegen die Grundpflege in der Regel von der Pflegeversicherung getragen wird. Leistungen der Grundpflege im Rahmen der häuslichen Pflege
sind in einer Pauschale von maximal 750 DM (Pflegestufe I) festgeschrieben. Die Leistungen der Behandlungspflege hingen werden jeweils einzeln
mit der Krankenkasse abgerechnet. Der Gesetzgeber hat es versäumt, die
Begriffe im SGB V oder SGB XI zu definieren und somit dieser Problematik zu entgegen (vgl. *Klie* 1998, S. 14).

Im der ambulanten Pflege wird die Behandlungspflege folgendermaßen
beschrieben: Behandlungspflege sind Maßnahmen der ärztlichen Behandlung, die dazu dienen, Krankheiten zu heilen, ihre Verschlimmerung zu
verhüten oder Krankheitsbeschwerden zu lindern. Üblicherweise können

diese Leistungen auf Pflegefachkräfte delegiert werden (vgl. *Dörband* 2000, S. 4).

Mit dem weiteren Begriff der „einfachen Behandlungspflege" stellt sich erneut die Frage ob Zuständigkeit der Finanzierung bei der Kranken- oder Pflegekasse anzusiedeln ist (*Schwarzmann* 1999, S. 121).

Die Autoren *Richter* (2000b) und *Klie* (1998) beschreiben die Entstehung des Begriffes in dem Urteil des BSG vom 17. April 1996. Im Leitsatz dieses Urteiles heißt es, dass die Überwachung und Gabe von Medikamenten kein besonderes Fachpersonal erfordere und dass es sich daher um einen Fall der einfachen Behandlungspflege handle. Dieser könne nicht zu Lasten der gesetzlichen Krankenversicherung abgerechnet werden (vgl. BSG, Urteil des 3. Senats vom 17.3.1996, Aktenzeichen: 3 RK 28/95).

Mit diesem Urteil begann nun nach Meinung von *Richter* der Streit um die Medikamentengabe sowie um alle anderen Leistungen, die der einfachen Behandlungspflege zugeordnet werden (vgl. *Richter* 2000b, S. 46).

Die Krankenkassen nahmen diesen Leitspruch zum Anlass, in generalisierender Weise die Leistungen der einfachen Behandlungspflege aus dem Leistungskatalog der GKV zu streichen. Di eigentlichen Ausgangspunkte und die Begründungen dieses Urteils sind nahezu untergegangen. Diese betreffen § 37 Abs. 3 SGB V. Findet sich im Haushalt des Versicherten eine Person, die entsprechende Leistungen erbringen kann (unter dem Gesichtspunkt der Befähigung, des Wollens und des Zeitfaktors), dann und erst dann besteht keine Leistungsverpflichtung seitens der Krankenkassen (vgl. *Klie* 1998, S. 15). Das BSG benennt in diesem Urteil Leistungen, die nach § 37 Abs. 3 SGB V von Nicht-Fachpflegekräften übernommen werden können und unterschiedet zwischen einfacher und qualifizierter Behandlungspflege, wonach Leistungen der einfachen Behandlungspflege von Angehörigen grundsätzlich übernommen werden könnten. Maßnahmen der qualifizierten Behandlungspflege erfordern hingegen die Fachkompetenz und können nicht von Angehörigen übernommen werden. Die Entscheidung, ob eine Maßnahmen der einen oder der anderen Form der Behandlungspflege zuzuordnen ist, kann nur im Einzelfall getroffen werden.

Übernimmt ein Angehöriger diese Maßnahme, erlischt der Anspruch auf Sachleistungen der GKV. Gleichzeitig muss der Bedarf an Hilfeleistung des Versicherten, auf die Bemessung des täglichen Pflegeaufwandes, im Rahmen der Einstufung in eine Pflegestufe berücksichtigt werden. Dies ist immer dann nötig, wenn die Maßnahme im direkten Zusammenhang mit anerkannten Verrichtungen des § 14 SGB XI stehen (z.B. die Insulingabe und Maßnahmen der Hilfe zu Ernährung) (vgl. *Klie* 1998, S. 15).

Auch *Igl (1999)* benennt die Notwendigkeit, die von Angehörigen übernommene einfache Behandlungspflege in den Begutachtungskriterien des SGB XI einzubeziehen. Ansonsten können Personen, die durch ihre Angehörigen versorgt werden, gleich durch zwei Leistungsraster fallen: Da die Behandlungspflege von Angehörigen übernommen wird, haben sie keinen Anspruch auf sozialrechtliche Gegenleistungen der GKV etwa im Sinne eines „Krankenpflegegeldes". Wird gleichzeitig auch die Grundpflege und hauswirtschaftliche Versorgung übernommen, aber die zeitlichen Schwellenkriterien der Pflegeversicherung nicht erfüllt, besteht keinerlei Anspruch. Durch diese pflegenden Personen sparen Allgemeinheit und Solidargemeinschaft der Versicherten. Andere Angehörige hingegen, die nur Leistungen der Pflegeversicherung beziehen, aber keine Maßnahmen der „einfachen Behandlungspflege" übernommen haben, haben möglicherweise einen geringeren zeitlichen Aufwand als die zuvor beschriebene Personengruppe (vgl. *Igl* 1999, S. 314–315).

Der Gegenstand des Urteils des BSG Kassel (vom 17.4.1996, Aktenzeichen 3 RK 28/95) ist demnach ein anderer als von den Kassen interpretiert. Es galt zu klären, welchen zeitlichen Anspruch ein Versicherter, der Maßnahmen der Behandlungspflege durch Angehörige erbringen lässt, im Rahmen der Einstufung in die Pflegestufen der Pflegeversicherung in Bezug auf diese Leistung geltend machen kann. Es ist demnach falsch, wenn die Krankenkassen aus diesem Urteil heraus die entsprechenden Leistungen nicht mehr gewähren.

Die falsche Interpretation der Krankenkassen zeigen Entscheidungen von Gerichten, die über den Anspruch der Versicherten auf Leistungen der „einfachen Behandlungspflege" zu entscheiden hatten. So urteilten z.B. die SG Duisburg, Lüneburg und Hamburg im Sinne der klagenden Versicherten auf einen bestehenden Anspruch auf Sachleistungen im Rahmen der häuslichen Krankenpflege nach § 37 SGB V. Die entsprechenden Krankenkassen hatten die Übernahme der Zahlung von Leistungen wie Medikamentengabe, Blutzuckermessung, medizinische Einreibungen, Bewegungstherapie, Blutdruckkontrollen und das Anziehen von Kompressionsstrümpfen jeweils mit der Begründung abgelehnt, dass es sich um Leistungen der einfachen Behandlungspflege handle und diese damit der Grundpflege zuzuordnen sind. Diese kann nicht von der GKV übernommen werden. Die Gerichte sahen die Klage des Versicherten als gerechtfertigt an, da es sich bei den genannten Maßnahmen um Leistungen der Behandlungspflege handle und diese in den Zuständigkeitsbereich der Krankenkasse fällt. Die Leistungen könne nicht zu den grundpflegerischen Verrichtungen gezählt werden, da die hierunter fallenden Verrichtungen im § 14 Abs. 4 SGB XI abschließend aufgeführt seien. Die oben genannten Leitungen finden dabei keine Erwähnung *(vgl. dazu: SG Duisburg, PflegeRecht 2000, 69 [70,72, 74]; SG Lüneburg, PflegeRecht 2000, 75 [75–79]; SG Hamburg, PflegeRecht 2000, 196 [198 – 2000]; SG Hamburg, PflegeRecht 2001 43[45]).*

In ähnlicher Weise argumentiert das LSG Sachsen-Anhalt in einem Urteil vom 24.9.1997. Die Klägerin verklagte ihre Krankenkasse auf die Erstattung der Medikamentengabe als Sachleistung und auf Erstattung der Auslage der Kosten für die Selbstbeschaffung dieser Leistung gemäß § 13 Abs. 1 SGB V. Die beklagte Krankenkasse begründete die Ablehnung wie auch in den oben beschriebenen Fällen mit der Zuordnung der Medikamentengabe in den Bereich einfacher Behandlungspflege. Da die Versicherte ebenfalls Leistungen der Pflegeversicherung beziehe, sei die Medikamentengabe darin enthalten. Das LSG hat der Klage der Versicherten recht gegeben (wie schon zuvor die Vorinstanz des SG Halle) und somit die Krankenkasse zur Erstattung dieser Leistung verurteilt. Die Begründungen entsprechen inhaltlich denen der oben aufgeführten Sozialgerichtsurteile *(vgl. LSG Sachsen-Anhalt, PflegeRecht 1999, 269 [272, 273]).*

Als oberste Instanz der Sozialgerichtsbarkeit ist das BSG zu entsprechenden Urteilen gekommen. Das Urteil vom 30.2.2000 (vgl. BSG, PflegeRecht 2000, 218) weist deutlich auf die irrtümliche Annahme zahlreicher Krankenkassen hin, dass aufgrund des BSG Urteils vom 17.4.1996 (Aktenzeichen 3 RK 28/95) sich der gesetzliche Anspruch der Versicherten nach

§ 37 SGB V nur auf die qualifizierte Behandlungspflege beziehe. Das Gegenteil ist der Fall, denn es gibt nach der Begründung des Urteils zu folge „nicht nur" die Behandlungspflege als Leistung der Krankenversicherung, sondern in bestimmten Fällen auch als Leistung im Bereich der Pflegeversicherung. Dieser tritt z.B. bei der Beurteilung zur Einstufung der Pflegebedürftigkeit ein.

Eine Zuordnung dieser Leistungen allein in den Zuständigkeitsbereich der Krankenversicherung ist dann gegeben, wenn diese ausschließlich von fachlich qualifizierten Pflegefachkräften erbracht werden. Ein Ausschluss sogenannter einfacher Behandlungspflege aus der Leistungspflicht der GKV im Rahmen des § 37 Abs. 2 Satz 1 besteht keinesfalls. Allein der Umstand der Übernahme der Maßnahme durch Angehörige des Versicherten entbinde die Krankenkassen von ihrer Leistungsverpflichtung (*vgl. BSG, PflegeRecht 2000, 218 [220] sowie BSG, NDV-RD 2000, 101 [102]*).

Auch die Begründung der Krankenkassen, die Leistungen der einfachen Behandlungspflege dann abzulehnen, wenn daneben Leistungen der Pflegeversicherung bezogen werden, ist nach Urteilen des BSG unberechtigt. Der Anspruch eines Versicherten auf Leistungen der häuslichen Krankenversicherung sei auch dann nicht ausgeschlossen, wenn er zugleich Leistungen der häuslichen Pflege nach SGB XI erhält *(vgl. § 13 Abs. 2 Satz 1 und § 34 Abs. 2 Satz 1 SGB XI sowie BSG, PflegeRecht 2000, 218 [220])*.

Nach diesen richterlichen Entscheidungen liegt die Annahme nahe, dass die Krankenkassen lediglich den Leitsatz des Urteiles des BSG vom 17.3.1996 als Grundlage für ihre Ablehnungspraxis verwendet haben und somit Leistungen zu unrecht nicht zur Verfügung gestellt haben.

4.2.5 Bereitschaft der Angehörigen Leistungen zu erbringen

An diese Stelle ist es auch wichtig zu klären, unter welchen Umständen Angehörige des Versicherten die Erbringung von Leistungen der Behandlungspflege nach § 37 Abs. 2 SGB V ablehnen bzw. übernehmen können. Der Anspruch des Versicherten auf häusliche Krankenpflege erlischt in dem Fall, in dem dieser selbst oder eine in einem Haushalt lebende Person die verordnete Maßnahme übernimmt. Weder im § 37 noch in den Richtlinien ist jedoch genauer beschrieben, unter welchen Umständen die Übernahme der Leistung von der Krankenkasse gefordert bzw. vom Versicherten oder dessen Angehörigen abgelehnt werden kann. (vgl. § 37 Abs. 3 SGB 5 sowie Richtlinien häusliche Krankenpflege, Anhang, Nr. 4.) Der Kasseler Kommentar geht mit seiner Interpretation des § 37 davon aus, dass die im Haushalt lebende Person pflegen und versorgen kann, wenn sie dazu geeignet und die Pflege zumutbar ist. Demnach muss die zu übernehmende Pflege für den Angehörigen nach Art und Umfang zumutbar sein und die Punkte Pflegebefähigung und Unzumutbarkeit geprüft werden (vgl. *Höfler* in: Kasseler Kommentar § 37 Rz. 19).

Die Praxis der meisten Krankenkassen, ist demnach nicht unproblematisch. Es wurden Leistungen der sogenannten einfachen Behandlungspflege immer dann abgelehnt, wenn im gleichen Haushalt eine andere Person lebt, von der die Krankenkasse weiß (siehe dazu auch das Ablehnungsbeispiel Nr. 2. und *Ziesche* 2000, S. 25).

Auch zu dieser Problematik hat das BSG schon Urteile getroffen. Darin heißt es unter anderem, dass im Hinblick auf die Intensität der pflegerischen Maßnahme und dem möglichen Eingriff in die Privatsphäre des zu Pflegenden, sowohl der Versicherte als auch der Angehörige die Bereitschaft zeigen muss, die Leistung in dieser Form durchzuführen. Berücksichtige man dies nicht, differenziere die Regelung zwischen alleinlebenden Versicherten, denen ohne weiteres Behandlungspflege gewährt wird und Versicherten, die nicht allein leben. Diese würden dann, wenn deren Angehöriger nicht zur Versorgung bereit sind, ohne die medizinische Versorgung bleiben (*vgl. BSG, PflegeRecht, 218 [221;222]*).

4.3 Ablehnung von Leistungen durch die Kostenträger seit dem 1.7.2000

Um die Praxis im Umgang mit Verordnungen nach dem 1.7.2000 zu verdeutlichen (in Hessen werden die Richtlinien erst seit Juli 2000 umgesetzt), und mit den Verordnungen des vorhergehenden Zeitraumes vergleichen zu können, wurden Verordnungen von zwei Quartalen mit Wirkung der Richtlinien ausgewertet. Es handelt sich dabei um die Quartale III und IV des Jahres 2000. Insgesamt handelt es sich hier um 185 Verordnungen, von denen 18 abgelehnt worden sind. Die nachfolgende Grafik soll die Verteilung der Ablehnungen bezogen auf die gesamten Verordnungen dieses Zeitraumes verdeutlichen.

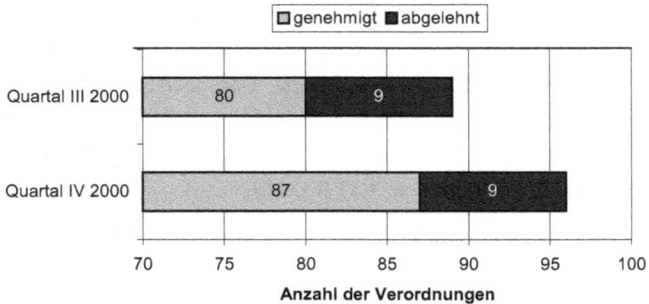

Abbildung 5:
Zugrunde liegende Verordnungen der Quartale III, IV 2000 (n = 185)

4.3.1 Abgelehnte Leistungen im Rahmen der häuslichen Krankenpflege unter Anwendung der Richtlinien zur häuslichen Krankenpflege

Auch werden die abgelehnten Verordnungen nach den einzelnen Leistungen und deren Häufigkeit in der Nicht-Genehmigung aufgegliedert. Danach ergibt sich folgende Verteilung:

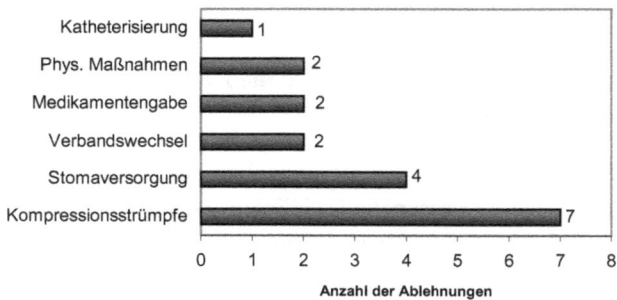

Abbildung 6:
Häufigkeitsverteilung einzelner Maßnahmen aus abgelehnten Verordnungen der Quartale III, IV 2000 (n=18)

4.3.2 Begründungen für die Ablehnung dieser Leistungen

In den Ablehnungen nach dem 1.7.2000 wurden von 18 nicht genehmigten Verordnungen neun mit einer genaueren Begründung der Krankenkassen versehen. Wie auch in der Ablehnungspraxis vor den Richtlinien, wurden die anderen Verordnungen mit dem Standart „nicht genehmigt" versehen. Nachstehende Gründe wurden von den Krankenkassen angegeben:

7. Beantragte Leistung: Verbandwechsel 1x täglich, 7x in der Woche. Begründung der Ablehnung: Auf der Verordnung wurde vom behandelnden Arzt nicht angegeben, ob es sich um eine Leistung der häuslichen Krankenpflege nach § 37 Abs. 1 oder Abs. 2 SGB V handelt. Ebenso fehlte die Angabe von Gründen, warum die Verordnung für einen längeren Zeitraum als 14 Tage ausgestellt wurde. (Anmerkung: Mit Änderung der Verordnung und Angaben zu den fehlenden Punkten wurde die Leistung von der Krankenkasse genehmigt.)

8. Beantragte Leistung: An- und Ausziehen von Kompressionsstrümpfen der Kompressionsklasse II. Gründe der Ablehnung: „Aufgrund der angegebenen Diagnose kann die Leistung nicht genehmigt werden." (Anmerkung: Auf der ersten Verordnung wurde vom behandelnden Arzt die Diagnose Arteria-vetebralis Syndrom und Herzinsuffizienz angegeben. Mit der Diagnose Stauungsödeme auf der geänderten Verordnung wurde die Leistung genehmigt.)

9. Beantragte Leistung: Medikamentengabe 2x täglich, 7x in der Woche. Gründe der Ablehnung: „neben physikalischen Maßnahmen und der Anleitung zur Behandlungspflege nicht genehmigt." (Anmerkung: die Verordnung der Anleitung zur Behandlungspflege bezog sich in diesem Fall nicht auf das Anlernen im Umgang mit der Verabreichung der Medikamente.)

10. Beantragte Leistung: Medikamentengabe 2x täglich, 7x in der Woche. Gründe der Ablehnung: „In Kombination mit dem Anziehen der Kompressionsstrümpfe nicht genehmigt."

11. Beantragte Leistung: Verbandwechsel 1x täglich, 7x in der Woche. Gründe der Ablehnung: „Die Verordnung ist nicht innerhalb der geforderten zeitlichen Frist eingegangen." (Anmerkung: Die Leistung wurde somit 6 Tage lang erbracht, aber nicht erstattet.)

12. Beantragte Leistung: Katheterisierung der Harnblase. Gründe der Ablehnung: „Die Richtlinien vom 1.7.2000 haben diese Leistung nicht als Bestandteil."

13. Beantragte Leistung Stomaversorgung (Basisplattenwechsel) alle 3 Tage. Gründe der Ablehnung: „nicht Gegenstand der Richtlinien" (Anmerkung: Diese Leistung wurde in 2 Fällen mit dieser Begründung abgelehnt.)

14. Beantragte Leistung: Enddarmdilatation mittels Konus in Form einer physikalischen Maßnahme. Gründe der Ablehnung: „physikalische Maßnahmen nicht Gegenstand der Richtlinien."

Zwei weitere Punkte sind bei der Durchsicht der Verordnungen aufgefallen. Zum einen wurde in einem Fall die Insulininjektion nur solange von einer Krankenkasse genehmigt, bis die Pflegeperson in der Lage sein müsste, dies selbst durchzuführen. Zum anderen wurden Leistungen, die mit den Richtlinien neu beschrieben wurden – in diesem Fall handelt es sich um die Versorgung einer PEG und die Versorgung eines suprapubischen Katheters (4x vorgefunden) –, von den Krankenkassen mit einem nicht zuvor verhandelten Preis versehen. Wortlaut der Krankenkasse: „Versorgung eines suprapubischen Blasenkatheters zu 5,05 DM zuzüglich Hausbesuchspauschale durch eine Pflegefachkraft." Die Begründung dieses Preises wird damit gegeben, dass es sich bei der Versorgung eines suprapubischen Katheters und der PEG um einen einfachen Verbandwechsel handelt und dieser der Leistung der physikalischen Maßnahme in den geltenden Vergütungsverträgen entspricht.

4.3.3 Interpretation und Diskussion der Ergebnisse

Es lässt sich zunächst beim Vergleich der Ablehnungen ohne und mit Anwendung der Richtlinien erkennen, dass eine Verschiebung in den Leistungsarten erfolgt ist. Wurd vor den Richtlinien in erster Linie die Leistungen der Medikamentengaben abgelehnt, ist es nun die Leistung des An- und Ausziehens von Kompressionsstrümpfe. Die Gründe, die zu einer Ablehnung dieser Leistung führen, wurden von den Krankenkassen in den vorliegenden Fällen bis auf eine Ausnahme nicht angegeben.

Auch wenn die Medikamentengabe nicht mehr in dem Umfang, wie zuvor, von den Kassen abgelehnt wird, besteht noch immer die Tendenz, diese Leistung nur als alleinige Leistung zu erstatten. Das zeigen die beiden oben beschriebenen Ablehnungsfälle (9. und 10.), in denen die Medikamentengabe abgelehnt wurde. In einem der Fälle wurden neben der Medikamentengabe die Leistungen des An- und Ausziehens von Kompressionsstrümpfen erbracht, im anderen eine „physikalische Maßnahme" und das Anleiten zur Behandlungspflege. Dabei handelte es sich bei letztere Leistung nicht um das Anlernen im Umgang mit den verordneten Medikamenten.

Nach Gesprächen, die ich mit verschieden Pflegdienstleitungen ambulanter Dienste geführt habe, kann man jedoch davon ausgehen, dass die geringe Ablehnung von Leistungen der Medikamentengabe nicht auf eine veränderte Ablehnungspraxis der Krankenkassen zurückzuführen ist, sondern auf den Umgang der Pflegedienste mit Verordnungen. Diese werden bei den Krankenkassen nicht beantragt, wenn deren Ablehnung von vorn herein deutlich ist. Würde jede Medikamentengabe der Krankenkasse vorgelegt, wäre die Häufigkeitsverteilung zu Lasten der Medikamentengabe schlechter ausgefallen.

In den Richtlinien ist keine Aussage darüber zu finden, dass die Medikamentengabe nur dann zu verordnen ist, wenn keine anderen Leistungen erbracht werden. Eine Eingrenzung in der Verordnungsmöglichkeit wird nur bezogen auf eine vorhandene körperliche Einschränkungen auf Seiten des Versicherten gemacht. Gleichermaßen verhält es sich mit der zweiten Begründung der Ablehnung einer Medikamentengabe im Zusammenhang mit dem An- und Ausziehen von Kompressionsstrümpfen. Betrachtet man sich hier die angenommenen Zeitfenster, die für diese Verrichtung verwendet werden (dies sind etwa 5 Minuten, vgl. *Wohlleber, Frank-Winter, Kellmayer* 1992, S. 176), bleibt für eine Verabreichung und Überwachung der verordneten Medikamente als Leistung „nebenbei" nicht genügend Zeit, um diese auch mit entsprechender Sorgfalt ausführen zu können. In eine generelle Einschränkung der Medikamentengabe in die Leistungsform („nur als alleinige Leistung verordnungsfähig") sollte auch die Überlegung einfließen, dass sich der Leistungsbereich der Medikamentengabe durch die Richtlinien inhaltlich verändert hat. Hier sind, wie unter 3.1. beschrieben,

Leistungen aus anderen Bereichen (z.B. der früheren „physikalischen Maßnahme") hinzugekommen. Damit ist der Zeitaufwand der Leistung Medikamentengabe abhängig von der Verabreichungsform des Präparates. Ein
medizinisches Bad nimmt einen größeren Zeitrahmen ein als z.b. das tägli-
che Verabreichen von wöchentlich vorgerichteten Medikamenten. Da die
Rahmenverträge unter Berücksichtigung der Richtlinien verfasst werden
sollen, muss meines Ermessens auch in diesem speziellen Punkt eine Änderung erfolgen, da in den bisherigen Verträgen (in diesem Fall in Hessen)
von der Medikamentengabe als alleiniger Leistung die Rede ist (vgl. Rahmenvertrag Hessen über ambulante Krankenpflege vom 29.4.1996, Punkt:
2.16).

Eine Ablehnung der Medikamentengabe aufgrund daneben erbrachter anderer Leistungen der Krankenversicherung oder Pflegeversicherung ist
nicht gerechtfertigt (vgl. dazu Ausführungen unter: 4.2.4). Auch die Bildung von Leistungskomplexen, wie z.B. Medikamentgabe und An- und
Ausziehen von Kompressionsstrümpfen, ist weder Grundlage der Richtlinien noch der bekannten Rahmenverträge und somit nicht zulässig.

Die beantragte Leistung „physikalische Maßnahme" ist zunächst einmal
mit der richtigen Begründung abgelehnt worden. Die Leistung ist in dieser
Form nicht mehr Gegenstand der Richtlinien. An dieser Stelle wird aber
der inkonsequente Umgang mit den Richtlinien bei den Krankenkassen
deutlich. Im Ablehnungsbeispiel 9. ist die Begründung für die Ablehnung
der Erstattung der Medikamentengabe mit einer gleichzeitig erbrachten
„physikalischen Maßnahme" begründet. Auch dies Maßnahme sollte unter
Berücksichtigung der Richtlinien nicht von der GKV finanziert werden und
dann auch nicht als Begründung für eine Ablehnung herhalten.

Als ein weiteres Beispiel einer falschen Entscheidung über eine Leistung
ist die Ablehnung 14. der Stichprobe einzuordnen. Betrachtet man den eigentlichen Grund für die Verordnung, die „digitale Enddarmausräumung
mittels Konus", ist diese Leistung durchaus noch Bestandteil der Richtlinien. Unter Punkt 14 der Richtlinien (Anhang des Verzeichnisses über verordnungsfähige Leistungen) wird die Leistung des Einlaufes, der
Verabreichung von Klistieren sowie die digitale Enddarmausräumung beschrieben. Allein die Tatsache, dass die verordnete Leistung nicht der rich-

tigen Kategorie der Richtlinien zugeordnet wurde, kann den Anspruch des Versicherten nicht verändern. Um unnötigen Schriftwechsel zu vermeiden, wäre es dieser Krankenkasse sicher möglich gewesen, eigenmächtig die Verordnung des Arztes entsprechend zu verändern und den Leistungsanspruch des Versicherten somit zu erfüllen sowie unnötigen bürokratischen Aufwand zu vermeiden.

Mit der Ablehnung der oben beschriebenen Leistungen der Beispiele Nr. 7., 8. und 11. wird deutlich, wie wichtig eine Zusammenarbeit zwischen Pflegedienst und Arzt ist.

Die Ablehnung aufgrund fehlender Angaben ist formell durchaus richtig. Der Arzt muss sich über die Folgen einer nicht sorgfältig oder zu spät ausgefüllten Verordnung bewusst sein. Bei nicht rechtzeitig eingehenden Verordnungen steht der Pflegedienst sonst möglicherweise vor der Entscheidung, die Pflege einzustellen oder aber das finanzielle Risiko zu tragen (vgl. dazu auch *Kreitz* 2000, S. 17).

Ebenso wichtig ist eine korrekte Einschätzung des Arztes bei der Ausstellung der Verordnung darüber, ob eine im Haushalt lebende Person die Leistung übernehmen kann. Eine Fehleinschätzung hat zur Folge, dass der Versicherte zu Unrecht diesen Leistungsanspruch auf häusliche Krankenpflege verliert (vgl. *Ziesche* 2000, S. 26).

Die Ablehnung der Stomaversorgung, insbesondere des regelmäßigen Basisplattenwechsels, ist unter Berücksichtigung der Richtlinien als korrekte Entscheidung anzusehen. An dieser Stelle kann aber Kritik an den Inhalten der Richtlinien geübt werden, diese Leistung in den Bereich der Grundpflegeleistungen zu verschieben. Ein Bedarf an dieser Leistung besteht für Versicherte nach wie vor und es könnte eine Versorgungslücke entstehen, wenn Versicherte nicht selbst diese Leistung erbringen können, aber auch nicht Leistungen aus der Pflegeversicherung beziehen. In diesem Fall bleibt zur Zeit nur die Selbstfinanzierung des Versicherten.

Als eindeutige Fehlentscheidung sehe ich die Ablehnung der Leistung des Katherisierens der Harnblase (Beispiel 12.). Die Begründung dies sei durch die Richtlinien keine Leistung der häuslichen Krankenpflege ist nicht richtig. Unter Nr. 23 der Richtlinien wird das Katheterisieren der Harnblase aufgeführt und ist demnach auch Gegenstand der häuslichen Krankenpflege. Aufgrund dieser Ablehnung habe ich nach entsprechenden Verordnungen dieser Leistung gesucht, die bei anderen Krankenkassen eingereicht wurden. Von anderen Krankenkassen wurde diese Leistung anerkannt, womit eine unterschiedliche Handhabung in der Umsetzung der Richtlinien von den verschiedenen Krankenkassen deutlich wird.

4.4 Wie beeinflussen die Richtlinien den Umgang mit Verordnungen gemäß § 37 SGBV?

Auf den ersten Blick scheinen einige uneinheitliche Regelungen im Umgang mit dem Leistungsanspruch der Versicherten mittels der Richtlinien beseitigt worden zu sein (Vergleiche Abb. 3 und 5).

Bei genaueren betrachten der Leistungen jedoch kann man sagen, dass die schwerwiegenden Probleme der Vergangenheit, wie die Unterscheidung in „einfache Behandlungspflege" und „Leistung nur als alleinige Leistung" erstattungsfähig sind auch weiterhin Bestand haben. Dies wird besonders deutlich, wenn man die Gründe der abgelehnten Verordnungen nach dem 1.7.2000 heranzieht. Hier bleiben jedoch weiterhin die unter 4.2.4 und 4.2.5. beschriebene kritischen Bedenken mit dieser Form des Umganges vonseiten der Krankenkassen zu berücksichtigen.

Mit den Richtlinien ist rechtlich gesehen die Einteilung in einfache und qualifizierte Behandlungspflege nicht mehr länger notwendig. Viel mehr ist meiner Meinung eine bindende Aussage über die Zuordnung von Leistungen in die Bereiche Grund- und Behandlungspflege für den ambulanten Sektor getroffen worden. Wann eine bestimmte Maßnahme nicht in den Leistungsbereich der Krankenkassen fällt, kann ebenfalls aus den Richtlinien entnommen werden. Angesichts der vom BSG erlassenen Urteile zur Rechtsverbindlichkeit der Richtlinien haben sich alle Beteiligten an die Vorgaben der Richtlinien zu halten. Nehmen die Krankenkassen nun erneut eine Unterteilung der Behandlungspflege vor, stellen sie damit gleichzeitig die Verbindlichkeit der Richtlinien in Frage.

Gleiches gilt für den Fall, wenn Verträge zwischen Krankenkassen und ambulanten Pflegediensten eine andere als in den Richtlinien vorgegebene Zuordnung der verordnungsfähigen Leistungen zur Grund- und Behandlungspflege vornehmen. Denn die Richtlinien besagen, dass die Zuordnung der Leistungen mit denen in den Rahmenempfehlung getroffenen übereinstimmen müssen (vgl. Richtlinien häusliche Krankenpflege 2000, Anlage Verzeichnis verordnungsfähiger Maßnahmen).

Auch die wenigen Stichproben lassen erkennen, dass das primäre Ziel der Richtlinien, einen einheitlichen Anspruch aller Versicherten im Bereich der häuslichen Krankenpflege zu gewährleisten, noch nicht erreicht ist. Sind auch nur einige der oben beschriebenen Fälle tatsächlich zu unrecht von den Krankenkassen abgelehnt worden, kann man von einer korrekten Anwendung der Richtlinien ausgehen. Weiterhin ist für mich eine Willkür in der Ablehnungspraxis der Krankenkassen sichtbar. Als Beispiele möchte ich auf die Ablehnungsfälle Nr. 9, 12 und 14 verweisen die eindeutig darauf hinweisen. Es scheint im Fall der „physikalischen Maßnahme" von der Krankenkasse eine Ablehnung so vorgenommen worden zu sein, dass der Vorteil jeweils auf deren Seite zu finden ist.

Auch die Festlegung von Preisen bei Leistungen, die noch nicht Grundlage der Vergütungsverträge zwischen Krankenkassen und Pflegediensten sind, ist nicht Beispiel für ein kooperatives Zusammenarbeiten der beiden Seiten. Hier wird die Dominanz der Krankenkassen erneut benutzt, da den Pflegediensten nur die Wahl bleibt, diese Vorgaben zum jetzigen Zeitpunkt zu akzeptieren. Erst im Zuge neuer Vertragsverhandlungen kann der Preis eventuell verhandelt werden. In der Zeit vor den Richtlinien wurden die umstrittenen Leistungen (PEG und suprabubischer Katheter) dem Verbandwechsel zugeordnet, und sie wurden mit einem deutlich höheren Preis erstattet (10,25 DM) also der für diese Maßnahmen nun angebotene (5,05 DM). Die Krankenkassen haben die Richtlinien zum Anlass genommen die Preise nach unten zu korrigieren.

In Zukunft wird die Zusammenarbeit zwischen Pflegediensten und Ärzten von noch größerer Bedeutung sein. Dies belegen die Beispielsfälle 7 und 11. Von den Ärzten muss die Initiative einer rechtzeitigen Ausstellung der Verordnungen ausgehen um, Ablehnungen dieser Art zu vermeiden. Dies ist zum einen im Sinne der Pflegedienste, die ihre geleistete Arbeit dann auch im vollen Umfang vergütet bekommen; andererseits auch im Sinne der Versicherten, die ihren Leistungsanspruch ohne Verzögerungen erhalten. Die Pflegdienste sollten dem behandelnden Arzt alle notwendigen

Veränderungen des Patienten zurückmelden. So könnten Fehler im Umgang mit Verordnungen, die eindeutig von der Leistungserbringerseite ausgehen, zukünftig vermieden werden.

5 Zusammenfassung und Perspektiven der häuslichen Krankenpflege

Bevor ich einen Ausblick auf die weitere Entwicklung in der häuslichen Krankenpflege, insbesondere aber auf das Zusammenwirken von Leistungserbringern und Kostenträger, darstellen werde, möchte ich die mit den Richtlinien verbundenen Grundpositionen zusammenfassend herausheben.

5.1 Zusammenfassung

Bei den Richtlinien des Bundesausschusses handelt es sich um eine Sonderform der Rechtsnormen innerhalb der Gesetzgebung. Ihre Rechtsverbindlichkeit wird vom BSG nicht in Frage gestellt. Allerdings ist die Diskussion um deren Kompatibilität im Bezug auf das Verfassungsrecht noch nicht abschließend geklärt und führt nach wie vor zu unterschiedlichen Standpunkten innerhalb der Fachdiskussionen. Der Bundesverband ist kein Gesetzgebungsorgan im Sinne der demokratischen Gewaltenteilung. Eben an dieser Stelle werden die verschiedenen Richtlinien des Bundesausschusses in ihrer Rechtsverbindlichkeit auf alle Beteiligten, innerhalb der entsprechenden Geltungsbereiche, widerspruchsvoll.

Der Vorteil der Richtlinien ist ein einhergehender rechtlicher Anspruch, der erstmals in dieser Form fixiert ist. Ebenso kann der Grundsatz einer einheitlichen Anwendung des Versicherungsanspruches nach SGB V im häuslichen Bereich als positiv betrachtet werden. Leider wird diesem in der Praxis nicht konsequent nachgekommen. Dies konnte mittels der erhobenen Daten exemplarisch dargestellt werden.

Auf inhaltliche Punkte der Richtlinien haben die Krankenkassen (mittels Vertreter der Bundesverbände) und die Vertragsärzte der Krankenkassen (über Vertreter der Bundesvereinigung) einen direkten Einfluss innerhalb des Bundesausschusses gemäß § 91 und 92 SGB V. Ein Einwirken der ambulanten Dienste ist nur in begrenztem Umfang möglich. Die Möglichkeit, die Pflegedienste in den Entstehungsprozess der Richtlinien stärker einzubinden, war dem Gesetzgeber des SGB V durchaus gegeben. Ein Beweis dafür ist die Veränderung der Zusammensetzung des Bundesausschusses im Bereich des Psychotherapeutengesetzes. Hier erhielten die direkten Leistungserbringer kaft SGB V ein Mitspracherecht, bezogen auf Inhalte der entsprechenden Richtlinie.

Im § 132a sind die Punkte erwähnt, die von den Krankenkassen und den ambulanten Diensten bezüglich der Richtlinien zu regeln sind. Diese Regelungen dürfen den Inhalten der Richtlinien nicht widersprechen und haben somit eine nachrangige Stellung.

Im Vergleich zum Rahmenvertrag über häusliche Krankenpflege in Hessen (vom 29.4.1996) ist es durch die Richtlinien zu Veränderungen in einzelnen Leistungsbereichen gekommen. Die Änderungen beziehen sich in erster Linie auf eine Neuzuweisung schon beschriebener Leistungen in nun anders benannte Bereiche. Ebenso wird der Leistungsbereich der häuslichen Krankenpflege durch die Aufnahme gänzlich neu definierter Maßnahmen erweitert. Allerdings fallen einige Leistungen aus dem Zuständigkeitsbereich der GKV. Hierunter fallen insbesondere die Stomaversorgung bei nicht einhergehender infektiöser Veränderungen der angrenzenden Haut, oder die Verabreichung von ärztlich verordneter Sondennahrung. Diese Leistungen wurden in den Bereich der Grundpflegeleistung verschoben.

Werden die Richtlinien allerdings nicht als endgültiger Katalog angesehen, können diese bei erkennbarem eränderten Bedarf in der Praxis durchaus erweitert und angepasst werden (vgl. Richtlinien der häuslichen Krankenpflege vom 1.5.2000, Anhang Verzeichnis verordnungsfähiger Leistungen). Im Zuge der Richtlinien ist eine Anpassung der Verträge zwischen Krankenkassen und ambulanten Pflegediensten notwendig. Hier stimmen die bisher gültigen vertraglichen Regelungen bezüglich der darin beschriebenen Inhalte nicht mit den Richtlinien überein. Ein vorrangiges Problem stellt hier die erneut aufkommende Frage der Angemessenheit der Vergütung der entsprechenden Leistungen dar. Dabei stellt es sich als schwierig heraus, Ansatzpunkte für die Ermittlung von „gerechten" Preisen zu finden. Eine landes- bzw. bundeseinheitliche pauschale Vergütung der Leistungen führt zu unterschiedlichen Gewinn- und Verlusterwirtschaftungen der einzelnen Pflegedienste abhängig von deren Größe und Lage. Alternative für die Festlegung der Vergütungen könnte die Errichtung einer Schiedsstelle sein. In diesem Fall erfolgt die Aushandlung der Preise nicht mehr zwischen den ambulanten Diensten und Krankenkassen, sondern durch neutrale Sachverständige (vgl. *Plantholz* 2000b, S. 212).

In der Zeit vor dem Inkrafttreten der Richtlinien bestand die Tendenz von Seiten der Krankenkassen zunehmend Leistungen der GKV in den Zuständigkeitsbereich der Pflegkassen zu verschieben. Durch die erhobenen Stichproben erkennt man die Tendenz, besonders Leistungen der sogenannten „einfachen Behandlungspflege" zu verlagern. Dass dies in der Praxis oft aufgrund einer falschen Interpretation eines Urteilsspruches des BSG erfolgte, beweisen Folgeurteile, die zugunsten der klagenden Versicherten entschieden haben. Die Richtlinien haben diese Tatsache nicht gänzlich beseitigen können. Beispiele der Stichprobenerhebung des zweiten Zeitraums zeugen vom anhaltenden Ablehnen der „einfachen Behandlungspflege".

Mit den Richtlinien verstärkt sich die Notwendigkeit einer kooperativen Zusammenarbeit speziell zwischen Arzt und Pflegedienst. Mangelnder Informationsaustausch kann zur Minderung des Leistungsanspruches des Versicherten führen.

Zur Zeit kann davon ausgegangen werden, dass der Leistungsanspruch der Versicherten zwar in den Richtlinien festgehalten ist, deren Umsetzung in der Praxis allerdings Mängel zeigt.

5.2 Diskussion und Perspektiven der häuslichen Krankenpflege

Die in der Praxis zu beobachtenden Kontroversen lassen sich nicht nur auf die Richtlinien, insbesondere die inhaltlichen Veränderungen im Leistungsbereich, zurückführen. Unstimmigkeiten zwischen den Krankenkassen und Leistungserbringer waren schon in der Vergangenheit vorhanden. Die Richtlinien sind nur der Anlass für erneut aufkommende Konflikte.

Wie in Kapitel drei ausgeführt, bringen die Richtlinien nur in sehr begrenztem Umfang Einschränkungen im Leistungsspektrum der GKV. Ebenso erlauben diese eine Erweiterung der verordnungsfähigen Leistungen im Bedarfsfall. Als Kritikpunkte der Richtlinien können meines Erachtens zum einen die nicht ausreichend geklärte Prophylaxenregelung sowie die generellen Empfehlungen über den Verordnungszeitraum angesehen werden. Bis auf diese Schwächen kann man die Richtlinien als ein durchaus positives Regelwerk erachtet, welches erstmals den konkreten Leistungsanspruch der Versicherten festhält.

Probleme entstehen erst durch unterschiedliche Auslegungen und Interpretation der Richtlinien durch die Anwender. Wenn Leistungen seitens der Krankenkassen abgelehnt werden, weil der Patient gleichzeitig Leistungen der Pflegeversicherung oder andere Leistungen aus dem Katalog der Richtlinien erhält, kann dies nur als falsche Umsetzung der Richtlinien angesehen werden.

Auch die anhaltende Debatte über angemessene Vergütungen von Leistungen der ambulanten Pflege war bereits vor den Richtlinien existent. Allerdings drängt sich bei näherer Betrachtung der aktuellen Situation der Gedanke auf, dass die Neuerungen zum Anlass genommen werden sollen, eine Preiskorrektur vorzunehmen. Dabei bleiben betriebswirtschaftliche Komponenten außer acht und die Kosteneinsparungen in der GKV treten verstärkt in den Vordergrund. Somit haben die Richtlinien die Probleme der Vergangenheit nicht lösen können, da diese anderen Ursprungs sind. Hier spielen in erster Linie die scheinbar unterschiedlichen Interessen von Kostenträger Krankenkasse und Leistungserbringer Pflegedienst eine bedeutende Rolle. Von einer zufriedenstellenden Zusammenarbeit beider Parteien im Sinne der Versicherten ist die Praxis noch weit entfernt.

Nur im Hintergrund bleiben die qualitativen Anforderungen an ambulante Pflegeleistungen. Im Sinne des Kosten-Nutzenprinzips können durch die Erhöhung der Qualitätsanforderungen auf lange Sicht gesehen sogar Einsparrungen erzielt werden. Hier soll nur exemplarisch auf eine umfassende Dekubitusprophylaxe bei gefährdeten Patienten verwiesen werden.

Neben kritischen Anmerkungen zum Umgang der Krankenkassen mit den Richtlinien sei nicht zu vergessen, dass durchaus auch auf Seiten der Leistungserbringer Anbieter existieren, die einen rechtswidrigen Umgang mit dem Leistungsbereich der GKV praktizieren. Über den Faktor der Qualität können diese Anbieter wahrscheinlich ausgemacht werden. Versucht man über den Preiskampf die Zahl der Pflegedienste einzugrenzen, bleibt die Pflegequalität im Hintergrund zurück.

Die Vertragsverhandlungen über den Rahmenvertrag der ambulanten Krankenpflege in Hessen gestalteten sich bis zum April 20001 problematisch. Bis zu diesem Zeitpunkt ist es zu keiner Einigung insbesondere über die Vergütung der Maßnahmen aus den Richtlinien gekommen. Hauptkontroversen sind die Regelung der Prophylaxen und die Vergütung neu definierter Maßnahmen (siehe Punkt 3.1 Leistungen der Kategorie C). In einer gemeinsamen Erklärung der Landesarbeitsgemeinschaft der privaten ambulanten Pflegeverbände in Hessen (LAG) (vgl. Bundesverband Ambulanter Dienste 2001, Presseerklärung siehe Anhang D) wird die Situation der Verhandlungen geschildert. Trotz anfänglicher Euphorie über eine mögliche Einigung in der Frage einer möglichen Auskoppelung der strittigen Prophylaxenregelung aus den derzeitigen Verhandlungen, ließen die Vertreter der Krankenkassen die Verhandlungen scheitern.

Den Hintergrund vermuten die beteiligten Verbände in einem zuvor geschlossenen Rahmenvertrag zwischen der entsprechenden Krankenkasse und einem nicht in der LAG beteiligten hessischen Verband. Mittels dieses Vertrages sind die Krankenkassen berechtigt, in den diesem Verband angehörigen ambulanten Einrichtungen jederzeit unangekündigte Totalprüfungen durchzuführen. Die Krankenkassen können des Weiteren die Aushändigung von Kopien und Nachweisen in diversen Bereichen verlangen. Die Pflegedienste haben gegenüber der Krankenkasse alle rechtlichen Innenverhältnisse offenzulegen. Im Gegenzug erhalten die Vertragspartner eine Erhöhung der Vergütung ihrer Leistungen.

Auf dieses Angebot sollen nun nach Wunsch der Krankenkassen auch die anderen Verbände eingehen, was diese allerdings noch ablehnen.

Die Offenlegung aller innerbetrieblichen Regelungen und die Erstellung von Kopien für die Krankenkassen ist allerdings vom SGB V nicht vorgegeben. Da bisher auch keine bundeseinheitlichen Rahmenempfehlungen laut § 132a existieren, kann diese auch nicht herangezogen werden bei der Suche nach der Berechtigung dieser Forderungen der Krankenkassen. Es ist meines Erachtens zu begrüßen, wenn Krankenkassen den Versuch unternehmen Qualitätsanforderungen, mittels Nachfragen oder Anforderung der

Pflegedokumentation zu prüfen, im Rahmen einer Kooperation der Vertragspartner im SGB V allerdings zunächst nach Rücksprache mit dem Pflegedienst und den Versicherten. Es stellt sich im Zusammenhang mit einem Einblick in sämtliche Unterlagen aber die Frage, zu welchem Zweck dies erfolgen soll und inwieweit die Krankenkassen als Kostenträger dazu die geeignete Institution sein können.

Da die Pflegeleistungen im Sinne des SGB V u.a. wirtschaftlich erbracht werden müssen sowie Vorgaben der Qualität befolgen sollen, ist eine Prüfung der Pflegedienste in diesen Ebenen sinnig. Hierbei können nach den obigen Ausführungen die Krankenkassen nicht die geeignete Stelle sein. Hier treffen erneut die unterschiedlichen Interessen bezüglich einer Vorstellung von Wirtschaftlichkeit aufeinander.

Soll die Qualität von Pflegeleistungen in jedem Fall geprüft werden, benötigen die Krankenkassen dann entsprechend auch Personen innerhalb ihrer Strukturen, die die Pflegequalität auch beurteilen können. Im Rahmen meines Praktikums konnte ich feststellen, dass zwar Pflegefachkräfte, also examinierte Pflegekräfte in Krankenkassen arbeiten, aber die Anzahl für eine generelle Prüfung zu gering ist. Es bedarf aus meiner Sicht einer Institution, die Anforderungen in Bezug auf Qualität und Wirtschaftlichkeit ambulanter Dienste prüft, ohne dass das Druckmittel der Aufkündigung von Verträgen und damit von Geldzahlungen eingesetzt wird. In der stationären Versorgung ist mit der Heimaufsicht eine solche Stelle gegeben.

Aus der Situation in Hessen wird deutlich, wie wichtig es, ist Verhandlungen über die Pflegeverbände zu führen. Sind diese sich jedoch untereinander nicht einig, schwächen sie ihre Verhandlungsmacht und geben den Krankenkassen Gelegenheit, das Ungleichgewicht in Verhandlungen noch stärker zu gestalten. Das Ergebnis ist in Hessen momentan zu sehen. Auf dem Weg eines Schlichterspruch könnte für die strittigen Punkte eine Lösung herbeigeführt werden. Dazu müssen aber beide Vertragsseiten zustimmen, dies ist zum momentanen Zeitpunkt nicht der Fall. Da andere durchaus auch wichtige Themen nicht verhandelt werden, bedarf es möglicherweise eines Eingreifens von Seiten der Politik und klare Vorgaben der Grenzen von Vertragsverhandlungen.

Vergleicht man den Anteil der Ausgaben des ambulanten Sektors mit den Gesamtausgaben der GKV der Quartale I–III 2000, nehmen diese mit 1,15 % einen kleinen Teil ein. Demgegenüber betragen die Ausgaben für die Verwaltung innerhalb der Krankenkassen 5,09 %. Den weitaus gewichtigsten Kostenanteil nehmen die Krankenhausbehandlung (33,60%) sowie die ärztliche Behandlung (16,26%) ein (vgl. Bundesgesundheitsministerium o.J., Internetseite vom 17.3.2001). Bezogen auf Statistiken über Ausgaben des ersten Halbjahres 1999 im Vergleich zum 1. Halbjahr 2000 zeigt sich eine Veränderungsrate von - 1,4% je Mitglied im ambulanten Bereich der GKV (vgl. Bundesgesundheitsministerium 2000, Internetseite vom 1.3.2001). In Anbetracht der fortwährenden Defizite im Haushalt der GKV sind jegliche Einsparungen zu begrüßen allerdings nicht über den Weg falscher Bewilligungspraxis der Leistungen.

Sollte mit der Einführung der Richtlinien neben einem einheitlichen Umgang mit dem Leistungsanspruch gleichzeitig das Ziel der Kostensenkung im ambulanten Bereich von Bedeutung gewesen sein, so sollte dies auch für alle deutlich werden. Die Inhalte der Richtlinien könnten dann auf ein Minimum reduziert werden, ohne den medizinischen Stand heranzuziehen. Allerdings bedarf es für diesen Fall auch keiner Sachverständigen in Form des Bundesausschusses. Ein solcher Minimalanspruch kann dann wiederum auf alle Versicherten gleichermaßen angewendet und damit das Grundziel von Richtlinien, die Gleichbehandlung aller Versicherten, umgesetzt werden.

Es ist meines Erachtens nicht der richtige Weg, zum Zwecke der Kostenregulierung die bereits existenten Richtlinien „kostensparend" auszulegen. Denn dann besteht auch weiterhin die Gefahr, dass Versicherte keinen einheitlichen Leistungsanspruch erwarten können. Die Richtlinien würden in diesem Fall ihre Existenzberechtigung verlieren.

Ein wichtiges Ziel, die ausreichende ambulante Versorgung der Versicherten, bleibt hinter diesen Konflikten zurück. Die Interessen der doch eigentlichen Hauptbetroffenen (die Versicherten) werden in diesem Zusammenhang nicht gehört. Für die Versicherten geht es um eine nach ihren Bedürfnissen ausgerichtete Versorgung und eine Wiederherstellung der Gesundheit bzw. Linderung ihrer Beschwerden.

Sie sind in der Kette der Beteiligten innerhalb der GKV ein schwaches Glied. Häufig handelt es sich um multimorbide Menschen, die eine Auseinandersetzung um ihren Leistungsanspruch gegenüber ihrer Krankenkasse nur schwer oder selbst gar nicht bewältigen können.

Da das Sozialrecht ein strenges Individualrecht ist, bedeutet dies, dass ein Urteil immer nur für den verhandelten Fall anwendbar ist. Demnach müsste jeder Versicherte seinen eigenen Rechtsstreit mit seiner Krankenkasse führen. Dem oft langwierigen Weg der Instanzen sehen sich die meisten Versicherten angesichts ihrer Erkrankung in der Regel nicht gewachsen. Eine Auseinandersetzung über die Rechtmäßigkeit einer Ablehnung von Leistungen findet häufig nicht statt. Es kann nicht die gängige Praxis sein, dass zwischen Versicherte und Krankenkassen erst eine gewisse Anzahl von Klagen durchfechten, bevor die Krankenkassen bereit, sind das Leistungsrecht des Versicherten anzuerkennen (vgl. *Ziesche* 2000, S. 26).

Auch in Zukunft wird der Bedarf an ambulanter Krankenpflege bestehen und wohl sogar noch größer werden. Dieser sollte dann aber vorrangig von der Diskussion über die Verbesserung der Qualität der Versorgung geprägt sein und sich nicht im Kern um die Aufteilung der finanziellen Lasten handeln.

Literatur

Bundesgesundheitsministerium:

Finanzentwicklung der gesetzlichen Krankenversicherung im 1. Halbjahr 2000 Defizite rückläufig – Beitragsniveau stabil. Pressemitteilung vom 5.9.2000. www-Dokument vom 1.3.2001 (http://www.bmgsundheit.de/presse/2000/2000/69.htm am).

Bundesgesundheitsministerium:

Gesundheitsreform 2000. Informationen zum Gesetz zur Reform der GKV ab dem Jahr 2000. Stand September 2000.

Bundesgesundheitsministerium:

Informationen zu den Richtlinien zur Verordnung häuslicher Krankenpflege nach § 92 Abs. 1 Satz 2 Nr. 6 und Abs. 7 SGB V. Stand April 2000. www-Dokument vom 22.5.2000 (http://www.bmgesundheit.de/themen/gkv/ haeus/aus.htm).

Bundesgesundheitsministerium:

www-Dokument vom 17.3.2001 (http://www.bmgesundheit.de/presse /2000/2000/gkv3/anlage.pdf)

Carekonkret:

Kassen senken die SGB V Vergütung. Hannover, 3 (2000) 45, vom 10.11.2000, S. 6.

Clemens, T.:

Verfassungsrechtliche Anforderungen an untergesetzliche Rechtsformen. Med.R, Berlin, Heidelberg, 14 (1996) 9, S. 432–439.

Dörbandt, H.-J.:

Häusliche Krankenpflege als Leistung der gesetzlichen Krankenversicherung. Praxisleitfaden. 1. Auflage. Sankt Augustin: Asgard-Verlag 2000. Schriftreihe der Zeitschrift zur Sozialversicherung Band 96.

90

Drerup, E.:

Grund- und Behandlungspflege: Zwei Begriffe – In oder Out? Pflegen
ambulant, Melsungen, 7 (1996) 1, S. 32–34.

Duden:

Herkunftswörterbuch. Mannheim, Wien, Zürich: Dudenverlag 1963.
Band 7.

Dzulko, S.:

Anfang vom Ende der ambulanten Versorgung?!? Häusliche Pflege,
Hannover, (2000) 6, S. 35–38.

Engel, M.:

Vertragsverhandlungen mit den Kranken- und Pflegekassen im Bereich der häuslichen Pflege. Pflegerecht, Neuwied, (1998) 3–4,
S. 68–72.

Eser, A.; von Lutterotti, M.; Sporken, P.:

Lexikon Medizin, Ethik, Recht. Feiburg, Basel, Wien: Herder Verlag
1989.

Ewert, R.; Wangenhofer, A.:

Interne Unternehmensrechnung. 4. überarbeitete und erweiterte
Auflage. Berlin, Heidelberg, New-York: Springer Verlag 2000.

Feess E.:

Mikroökonomie. Eine spieltheoretisch- und anwendungsorientierte
Einführung. Marburg: Metropolis-Verlag 1997. Grundlagen der
Wirtschaftswissenschaft Band 6.

Fisch, H. (Hrsg.):

Sozialwissenschaften Abiturwissen. Frankfurt am Main: Fischer Verlag
1991.

Friedrichs, J.:

Methoden empirischer Sozialforschung. 14. Auflage. Opladen:
Westdeutscher Verlag 1990.

Frings, P.:

Zum Abschluss von Verträgen nach §§ 132, 132a SGB V. In: Beiträge zum Recht der sozialen Dienste und Einrichtungen. Köln, Berlin, Bonn, München: Carl Heymans Verlag 1999. S. 24–38.

Frings, P.; Ludemann, G.:

Kostendeckende Leistungsentgelte im Bereich der ambulanten Pflegedienste. In: Beiträge zum Recht der sozialen Dienste und Einrichtungen. Köln, Berlin, Bonn, München: Carl Heymann Verlag 1994. Seite 37–48.

Fuchs, M., Forster, W.:

Zivilrechtliche Relevanz von Heil- und Hilfsmittelrichtlinien? Med. R., Berlin, Heidelberg, 18 (2000) 9, S. 413–417.

Gabler Wirtschaftslexikon:

14. Auflage. Wiesbaden: Betriebswirtschaftlicher Verlag Dr. Th. Gabler 1997.

Grundgesetz:

GG Bundesrepublik Deutschland. 35. neubearbeitete Auflage. München: Deutscher Taschenbuchverlag. Rechtsstand: 15. August 1998.

Heberlein, I.:

Paradigmenwechsel in der Krankenversicherung. VSSR, Köln, Berlin, München, (1999) 2, S. 123–155.

Igl, G.:

Grundprobleme des Leistungsprogramms der Pflegeversicherung im ambulanten Bereich. VSSR, Köln, Berlin, München, (1999) 4–5, S. 305–325.

Kaatz, A.:

Staatsrecht. Grundkurs im öffentlichen Recht. 13. neubearbeitete Auflage. Heidelberg: C. F. Müller Verlag 1996.

Kasseler Kommentar:

Sozialversicherungsrecht, Kommentar, Loseblattsammlung, Rechts-stand: 1998. München. (zitiert: Bearbeiter/Kasseler Kommentar)

Kassenärztliche Bundesvereinigung:

www-Dokument vom 19.1.2001 (http://www.kbv.de/Homepage/publika/grundlagen/richtlinien/index.html).

Klie, T.:

Pflegewissenschaftlich überholt, sozialrechtlich brisant: Die Abgren-zung von Grund- und Behandlungspflege. Pflege- und Krankenhaus-recht, Melsungen, (1998) 1, S. 13–17.

Kloepfer, M.:

Öffentliches Recht. 2. neubearbeitete und erweiterte Auflage. Düs-seldorf: Werner-Verlag 1979.

Kloock, Sieben, Schildbach:

Kosten- und Leistungsrecht. 8. aktualisierte und erweiterte Auflage. Düsseldorf: Werner-Verlag 1999.

Kreitz, R.:

Einzelvereinbarungen und Verträge. Häusliche Pflege, Hannover, (2000) 9, S. 17–20

Kreps, D.:

Mikroökonomische Theorien. 1. Auflage. Landsberg/Lech: Verlag Moderne Industrie 1994.

Kromrey, H.:

Empirische Sozialforschung. 7. revidierte Auflage. Stuttgart, München: Uni-Taschenbücher (UTB) Verlag 1995.

Kunz, L.; Scholtes, S.:

Wirtschaftlichkeitsanalyse mittels Data Envelopment Analysis zum Krankenhausbetriebsvergleich. Zeitschrift für Betriebswirtschaft, Wiesbaden, Ergänzungsheft (1999) 5, S. 187–206.

Laschet, H.:

„Wie Ärzte sich ins eigene Knie geschossen habe?" Ärzte Zeitung Online vom 24.8.2000. www-Dokument vom 20.2.2002 (http://www.aerztezeitung.de/docs/2000/08/24/148a0801.asp).

Lehr- und Praxiskommentar:

Gesetzliche Krankenversicherung (LPK-SGB V). 1. Auflage, Baden-Baden 1998 (zitiert: Bearbeiter/LPK – SGB V)

Maurer H.:

Allgemeines Verwaltungsrecht. 9. Auflage. München: C.H. Beck Verlag 1994.

Neugebauer, G.:

Das Wirtschaftlichkeitsgebot der gesetzlichen Krankenversicherung. Berlin: Erich Schmidt Verlag 1996. Beiträge zur Sozialpolitik und zum Sozialrecht Band 21.

Neumann, S.:

Verzerrte Richtlinien. Häusliche Pflege, Hannover, (2000) 8, S. 1.

Papenheim, H-G.; Baltes J:

Verwaltungsrecht für die soziale Praxis. 13. überarbeitete Auflage. Ferchen: Verlag Recht für die soziale Praxis 1996.

Papier, H-J.:

Der Wesentlichkeitsgrundsatz am Beispiel des Gesundheitsreformgesetzes. VSSR, Köln, Berlin, München, (1990) 2, S. 132–137.

Plagemann, H.:

Das Verhältnis von Leistungsrecht zum Leistungserbringerrecht aus der Sicht der nichtärztlichen Leistungserbringer. VSSR, Köln, Berlin, München, (1997) 5, S. 453–473.

Plantholz, M.:

Die Richtlinien über die Verordnung häuslicher Krankenpflege. Pflegerecht, Neuwied, (2000a) 11. S. 367–375.

Plantholz, M.:

Leistungserbringungsvertrag, Vergütung und vertragloser Zustand im SGB V – Anmerkungen zu LSG Niedersachsen vom 20.10.1999. Pflegerecht, Neuwied, (2000b) 6–7, S. 206–213.

Priester, K.:

Ambulante Dienste und Pflegebedürftigkeit in Hessen 1991–2010. Kurzfassung. Wiesbaden: HLT Gesellschaft für Forschung Planung Entwicklung. 1994. HLT Report Nr. 415.

Richter, R.; Wülfing, T. (Hrsg.):

Recht und Steuern. Grundlagen verstehen – den Betrieb optimieren. Hannover: Vincentz Verlag 1998.

Richter, R.:

Rechtssicherheit mit Schwachpunkten. Häusliche Pflege, Hannover, (2000a) 6, S. 8.

Richter, R.:

Vergangenheitsbewältigung durch das BSG. Häusliche Pflege, Hannover (2000b) 6, S. 45–48.

Schimmelpfeng-Schütte, R.:

„Richtliniengebung durch den Bundesausschuss der Ärzte und Krankenkassen und demokratische Legitimation". NZS, Frankfurt am Main, München, 8 (1999) 11, S. 530–537.

Schindler, T.; Abholz H-H.:

„Stationär vor Ambulant": Über die Weltferne des „Grünen Tisches" von der Realität der Versorgung. Arbeit und Sozialpolitik, Baden-Baden, 54 (2000) 9-10; S. 40–41.

Schirmer, H.D.:

Verfassungsrechtliche Probleme der untergesetzlichen Normsetzung im Kassenarztrecht. Med.R, Berlin, Heidelberg, 14 (1996) 9, S. 404–416.

Schlenker, R-U.:

Das Entscheidungsmonopol des Bundesausschusses für neue medizinische Verfahren und Außenseitermethoden. NZS, Frankfurt am Main, München, (1998) 9, S. 411–417.

Schwarzmann, B.:

Grund- und Behandlungspflege – Zwei Begriffe mit weitreichenden Folgen für die beruflicht Pflege. Pflege, Bern, 12 (1999) 2; S. 118–124.

Sodan, H.:

Die Relativität des Grundsatzes der Beitragsstabilität. NZS, Frankfurt am Main, München, 7 (1998) 11; S. 497–506.

Sozialgesetzbuch:

Sozialgesetzbuch. 26. Auflage. München: Deutscher Taschenbuch Verlag. Rechtsstand 15. März 2000.

Tilch, H. (Hrsg.):

Deutsches Rechts-Lexikon. 2. Auflage. München C. H. Beck`sche Verlagsbuchhandlung 1992b. Band 2.

Tilch, H. (Hrsg.):

Deutsches Rechts-Lexikon. 2. Auflage. München: C. H. Beck`sche Verlagsbuchhandlung 1992a. Band 3.

Trefz, U.:

Ungleichbehandlung von Leistungserbringern der häuslichen Krankenpflege. Pflege- und Krankenhausrecht, Melsungen, (2000) 3, S. 64–66.

Vogel, G.:

Häusliche Krankenpflege. Aktualisiert am 28.5.2000. www-Dokument vom 31.5.2000 (http://home.t-online.de/home/carehelix/ st9_hk.htm).

Wöhe, G.:

Einführung in die Allgemeine Betriebswirtschaft. 19. Auflage. München: Vahlen Verlag 1996.

Wohlleber, C., Frank-Winter, A., Kellmayer, M., (Hrsg.):

Leistungen und Kosten von Sozialstationen. Gerlingen: Bleicher Verlag 1991. Materialien und Berichte/Robert-Bosch-Stiftung Band 34.

Ziesche, F.:

Urteil stärkt Recht von Angehörigen. Häusliche Pflege, Hannover, (2000) 8, S. 22–26.

Anlagen

Anlage A

BUNDESMINISTERIUM FÜR GE

Geschäftszeichen (Bei allen Antworten bitte angeben)

Bonn, den
☎ (0228) 941
Fax: (0228) 9.

Postanschrift: Bundesministerium für Gesundheit · 53108 Bonn

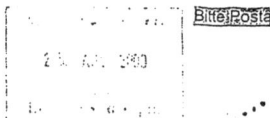

Bitte Posta

Betr.: Richtlinien zur Verordnung häuslicher Krankenpflege nach § 92 Abs. 2 Satz 2 Nr. 6
SGB V
hier:

Sehr geehrter

ich nehme Bezug auf Ihr o. g. Schreiben, mit welchem Sie Auskunft über die Auffassung des Bundesministeriums für Gesundheit hinsichtlich der Verbindlichkeit der Regelungen der vom Bundesausschuss für Ärzte und Krankenkassen erlassenen Richtlinien zur Verordnung häuslicher Krankenpflege nach § 92 Abs. 1 S. 2 Nr. 6 SGB V begehren.

Wir teilen Ihre Auffassung, nach der die Regelungen der Richtlinien zur Verordnung häuslicher Krankenpflege nach § 92 Abs. 1 S. 2 Nr. 6 SGB V nicht nur für die Vertragsärzte, Krankenkassen und Versicherten unmittelbar verbindlich sind, sondern auch gegenüber den im Bundesausschuss nicht repräsentierten Erbringern häuslicher Pflegeleistungen bindende Wirkung entfalten.

Soweit Sie - insoweit durchaus nachvollziehbar - die unmittelbare Verbindlichkeit gegenüber den Erbringern häuslicher Pflegeleistungen aus dem System der ärztlichen Anordnung herleiten, folgt sie nach unserem Dafürhalten bereits aus dem auch vom BSG anerkannten Normcharakter der vom Bundesausschuss erlassenen Richtlinien (vgl. zur normativen Wirkung der Richtlinien das Urteil des BSG vom 20. März 1996 - Az.: 6 Rka 62/94).

100

Ich hoffe, Ihrem Anliegen mit dieser Auskunft hinreichend Rechnung getragen zu haben.

Mit freundlichen Grüßen
Im Auftrag

Anlage B

Fixkostendegressionseffekte treten dadurch auf, dass Fixkosten auf eine immer größere Menge von Patienten bzw. Leistungen verteilt werden können. Sie sind der Grund für viele der in der Wirtschaft zur Zeit zu beobachtenden Unternehmenszusammenschlüsse. Man geht im allgemeinen davon aus, dass die durchschnittlichen Stückkosten (dies könnten z.B. die Kosten pro gefahrener Kilometer sein) mit zunehmender Unternehmensgröße sinken und bezeichnet dies als Synergieeffekte. Ein Beispiel im Pflegebereich ist die Personalverwaltung. Die hier anfallenden Aufgaben wie Gehaltsabrechnungen, Erstellung von Dienstplänen und Organisation von Vertretungen sind in einem großen Pflegedienst wesentlich günstiger (in Sinne von Kosten pro beschäftigten Mitarbeiter) als in einem kleinen Unternehmen. Dies liegt z.B. daran, dass die Kosten für Software oder für die Einarbeitung in arbeitsrechtliche Vorschriften auf eine viel größere Anzahl von Mitarbeitern bzw. Patienten verteilt werden können.

Deutlich macht dies die folgende Grafik:

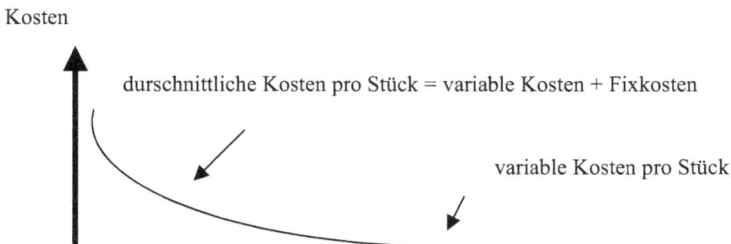

Kosten

durschnittliche Kosten pro Stück = variable Kosten + Fixkosten

variable Kosten pro Stück

Erläuterungen zur Fixkostendegression finden sich sowohl in betriebswirtschaftlicher (*Wöhe* S. 512) wie auch volkswirtschaftlicher (*Fees* 1997 Kapitel über Kostenfunktionen) Literatur.

Anlage C

Analyseraster

1. Welche Leistung wurde nicht erstattet (Beschreibung/Nennung der Leistungsart):

2. Welche Gründe für die Ablehnung sind auf der Verordnung von der Kranken-kasse angegeben worden?

3. Wurde eine gleiche oder vergleichbare Leistung von einer anderen Krankenkas-se genehmigt?

        Ja ☐   Nein ☐

Anlage D

Gemeinsame Erklärung der Landesarbeitsgemeinschaft der privaten ambulanten Pflegeverbände in Hessen (LAG):

Krankenkassen erklären die Verhandlungen über neue Leistungen der Häuslichen Krankenpflege einseitig für gescheitert – Abschluß eines Regionalverbandes spielt den Kassen in die Hände

Am 23. Februar hatten sich die Verbände der Krankenkassen mit den Verbänden der Leistungsanbieter (private Verbände und Freie Wohlfahrtspflege) auf Vorschlag des Sozialministeriums im Wiesbadener Landtag zu weiteren Verhandlungen über einen Nachtrag zum Rahmenvertrag nach § 132 SGB V über die neuen Leistungen der Richtlinie nach § 92 SGB V getroffen (z.B. Überwachung von Infusionen). Es zeigte sich jedoch recht schnell, daß auf Seiten der Krankenkassen von Beginn an kein echter Verhandlungswille vorhanden war. Für den Bereich der Prophylaxen konnte zwar ein dahingehender Konsens gefunden werden, daß dieser Aspekt von den übrigen strittigen Punkten abgekoppelt werden sollte, bis die offenen Sach- und Rechtsfragen geklärt sind (so konnten die Krankenkassen trotz Zusage keinen eigenen Vorschlag für eine Leistungsbeschreibung der Prophylaxen vorlegen). Nach einer kurzen Auszeit, in der die Leistungserbringer sich bereit erklärt hatten, den so gefundenen Kompromiß schriftlich zu fixieren, distanzierten sich die Krankenkassen ohne Angabe von Gründen plötzlich von allen gemachten Zusagen und Angeboten und erklärten die Verhandlungen offiziell für gescheitert. Sie weigerten sich sogar, die für den Tag festgelegten offenen Punkte auch nur zu diskutieren oder wenigstens die festgestellten Dissenspunkte gegenüber dem Sozialministerium zu benennen. Damit waren die Verhandlungen nach ca. einer Stunde beendet.

Hintergrund dieser Weigerung der Kassen, die Verhandlungen fortzuführen ist wohl der Abschluß eines Rahmenvertrages zwischen der AOK Hessen und dem regionalen Berufsverband LAHH, welcher im wesentlichen die lange bekannten Kassenpositionen übernimmt und die wirtschaftliche Situation, in der sich die ambulante Pflege befindet, dramatisch verschlechtern dürfte. Nach dem Motto "wir wollen endlich einen Vertrag, egal welchen", haben sich die Verhandler der LAHH dem Kassendiktat gebeugt und einen Rahmenvertrag unterschrieben, der in keinem nennenswerten Punkt von den Vorgaben der AOK abweicht.

Jederzeit unangekündigte Totalprüfung durch AOK inkl. Kopien/umfangreiche Nachweispflichten auf Verlangen der AOK/Bindung des Vertrages an die PDL und Stellvertretung/ Offenlegung sämtlicher rechtlicher Innenverhältnisse des Pflegedienstes.

Der Krankenkasse werden damit quasi hoheitliche Rechte eingeräumt, die die Gefahr in sich bergen, daß der Pflegedienst der Kassenwillkür hilflos ausgeliefert ist.

Leider ist die LAHH auf das Lockangebot der AOK eingegangen und hat für ein paar Pfennig mehr in einzelnen Positionen alle Absprachen der Leistungsanbieter aufgegeben. In den Preisen für die neuen Leistungen, die Gegenstand der Verhandlungen aller Verbände auf Landesebene waren, ist die LAHH teilweise noch hinter die Angebote der Kassen zurückgefallen. So soll der Verbandwechsel an einer PEG, der laut Rahmenvertrag mit DEM 10,25 zu vergüten ist, für LAHH-Mitglieder nur noch mit DEM 6,50 vergütet werden. Da ist es klar, daß die Krankenkassen bereits mit dem festen Willen in die Verhandlungen am 23. Februar gegangen sind, diese scheitern zu lassen. Die Erfüllungsgehilfen der Kassen, die Funktionäre der LAHH, hatten dementsprechend bereits vorab in ihrem Mitteilungsblatt verkündet, daß die Verhandlungen offiziell für gescheitert würden.

Die Verbände der Leistungsanbieter in der LAG, bestehend aus ABVP, bad, bpa, Kasseler Bund und VDAB empfehlen den ambulanten Diensten der LAHH dringend, den Vertrag ihres Verbandes kritisch zu prüfen. Niemand ist verpflichtet, diesen Vertrag zu unterschreiben, bei Fragen können Sie sich gerne an einen der Berufsverbände der LAG wenden. Natürlich werden die Verbände der LAG auch weiterhin mit den Krankenkassen verhandeln, das Sozialministerium wurde bereits über das doppelte Spiel zwischen Kassen und LAHH unterrichtet. Die ambulanten Pflegedienste in Hessen können sich allerdings sicher sein, daß wir auf die Lockangebote der Kassen nicht hereinfallen, sondern faire Abschlüsse anstreben. Zur Wiederaufnahme der Verhandlungen in einem vertragspartnerschaftlichen Sinne fordern wir die Verbände der Krankenkassen hiermit nachdrücklich auf.

Quelle: www-Dokument vom 8.4.2001 (http://www.badhessen.de/gemeinsam.html)

www.ingramcontent.com/pod-product-compliance
Lightning Source LLC
Chambersburg PA
CBHW020844210326
41598CB00019B/1964